孕妈妈的心愿

——生出个好宝宝

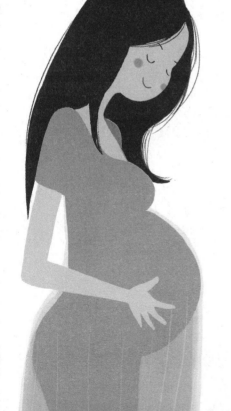

主　审　祝益民
主　编　何学华　周萍
副主编　李晓莉　彭宣　唐芳

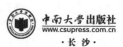

中南大学出版社
www.csupress.com.cn

·长沙·

编委会

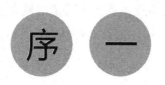

序 一

这是一个追求健康的时代，小康生活首要目标就是要拥有健康。健康的理念与生活方式需要健康知识。人们常说，一个家庭，孩子都是掌上明珠，不但要长得可爱，还要聪明伶俐；不但要有好的身体，还要有健全的心理；不但要健康成长，还要有很好的社会适应能力。因此，从准备做父母起，就需要积累相关育儿知识，减少误区，避免不正确的方式影响儿童健康。作为儿科医生应当成为儿童健康知识传播的主力军，将权威的专业知识用通俗的表达进行科普，提高科学育儿的水平。

《孕妈妈的心愿——生出个好宝宝》是湖南省人民医院何学华教授主编的科普新作，作为一名卓有成就的儿科专家，长期以来他始终高度重视科普创作，这一部新作将会为广大孕育中的家庭提供一份贴心的服务。科普著作首先是讲科学，然后才是普及，让读者看得懂，用得上，收效好，易传播，做到雅俗共赏，理效兼得。目前的科普作品不乏佳作，但很容易晦涩难懂，很难深入浅出，加上创作水平参差不齐、传播途径多样，错误观点、误导性作品大行其道的现象也不罕见。何学华教授团队倾心完成的这本科普读物，可谓"术业有专攻"，全书突出"自身特点"，通过阅读，了解一整套行之有效的孕育保健方法；贴近生活，有独到见解，形式活泼轻松；讲究实用，做到易读、易懂、易操作，是一本有别于其他书籍的医学普及读本。一书在手，犹如请了一位家庭保健顾问，遇见问题，可随时查阅、参考。

这是为孕妈妈们写的科普，也是为所有家庭写的健康，更是为全社会写的知识。期待将书中的知识传播给有需要的群体，以求至善。特此为贺。

祝营民

2022 年 10 月

序 二

　　儿童健康关乎家庭幸福。如何生一个健康宝宝，以及让新生宝宝健康成长，是每个家庭，尤其是准妈妈们极其关注的事情。我的同行、湖南省人民医院的何学华教授与其志同道合的医学同事们，根据他们多年临床工作经验，为准备怀孕或已怀孕以及正在抚育新生宝宝的妈妈和家庭成员，编写了《孕妈妈的心愿——生出个好宝宝》一书，承蒙学华教授厚爱，邀请我作序。阅读他们所写的内容，深感他们组织和写作该书的不易，他们不仅从孕早期、孕中期、孕晚期和新生儿抚育、新生儿生长发育、儿童预防接种等方面，以问题的方式为孕妈妈答惑解疑，为孕育和抚育健康宝宝"深谋远虑"；同时，该书也对一些新生儿出生缺陷进行了初步介绍，期望有助于对这些疾病进行"早筛查、早评估、早干预"。

　　我相信，他们所付出的心血，一定会获得孕妈妈和读者的认可。借助此书，孕妈妈们从孕前开始，科学地做好准备；整个怀孕期间，合理安排劳作与休息，让生活规律、营养适当，以最佳的心态，等待新生命的到来；从新生儿呱呱坠地的那一刻起，妈妈们能够"有备无患"，面临状况也能从容应对。

　　"生出个好宝宝"以及伴随宝宝一起健康和快乐成长，是所有妈妈们的心愿，也是我们医务工作者的愿望。跟随此书，将有益于孕妈妈自身产后康复和科学育儿。让我们一起携手，为优生优育保驾护航。衷心祝愿每一个宝宝都健康成长，都能成为未来国家建设的栋梁之材。

2022 年 10 月

前　言

自古以来，"生儿育女，传宗接代"，一直是中华民族的头等大事！

如何去做好这件大事，中国传统文化里一直赋予它神圣而光荣的内涵。《周易》有"天地之大德曰生""日新之谓盛德，生生之谓易"，意为世间万物一直都是生动活泼、生生不息的连续过程。古人把繁衍后代、延续种族的生育行为，提升到"上以事宗庙、下以继后世"的认知高度。

我们的党和政府，更是根据社会发展的不同时期和特点，制定出相应的人口政策，并持续地把"优生优育"作为一项重要的工作来抓，以求不断地提高我国的人口出生水平和整体素质，保障妊娠安全，降低出生缺陷的发生率。

近年来，陆续出版了许多有关怀孕的科普书籍，对广大孕妈妈在许多方面都起到了非常好的指导作用；但是，随着医学科学的不断进步，有关孕育新生命这个神秘而神圣的人生大事，又有了新的进步和经验总结。

世界卫生组织把"生命早期1000天"，称之为一个人生长发育的"机遇窗口期"，是全球健康发展的最佳投资之一。

为此，我们组织了部分身处临床一线的、精干的医护人员和研究生，以时间为经，以各个时期主要的、常见的和(或)特殊的问题为纬，编写了这本科普性书籍，力争科学地介绍好有关"十月怀胎"前前后后的相关知识与经验，并力求本书体现如下特点：

内容系统，脉络清晰：内容分为政策篇、孕前篇、孕早期篇、孕中期篇、孕晚期期篇、分娩—产褥期篇、新生儿哺育篇、新生儿出生缺陷认知篇、附录这九个篇章，力求针对一些孕妈妈和家庭成员容易忽视的特殊问题、一些平时遇到的主要问题和一些容易产生误解的关键问题，给予多角度、多层次的介绍。

写作严谨，形式活泼：力求把如何孕育生命这一严肃的科学问题，以问答的形式、生动的语言、通俗易懂的表述，并适配以简明清晰的排版，以便大家阅读时觉得易记、易懂和有趣。

受众广泛，查阅方便：本书科普内容，妊娠期的妇女和家庭成员、妇幼专干、妇幼卫生保健人员和妇产相关医务工作者，均可参阅。为了便于查找问题，根据孕育生命的时间顺序，进行分篇进行编号，把看似碎片式的科普知识，整理成有序的知识结构，力求方便阅读和查找。

"十月胎恩重，三生报答轻"。

高尔基也曾经这样说过："世界上的一切光荣和骄傲，都来自母亲。"

借助本书，编委会对普天下的母亲们，表达我们的由衷敬意，也希望本书的出版，能对准备怀孕或者正在妊娠期的妈妈们，以及她们的家庭成员，都有所帮助，并达成咱们的共同心愿——生出个好宝宝。

衷心感谢湖南省人民医院(湖南师范大学附属第一医院)儿科、产科、骨科、眼科、口腔科、心脏外科、超声科、泌尿外科等科室医护人员对本书的支持和帮助，衷心感谢湖南省科技厅和湖南省妇联对本书的项目资金支持和政策指导，衷心感谢中南大学出版社为本书精心设计封面、排版和编辑。

由于作者的经验和视野有限，在内容撰写和编写方面可能存在疏漏之处，恳请尊敬的读者批评指正。

何学华

湖南省人民医院
(湖南师范大学附属第一医院)
2022 年 9 月

目　录

第三篇 孕早期篇

第四篇　孕中期篇

第八篇 新生儿出生缺陷认知篇

附　录

第一篇

政策篇

从1971年的"一个不少，两个正好，三个多了"，到提倡"一对夫妇只生育一个孩子"，到"单独两孩"政策顺利落地，到全面实施一对夫妇可生育两个孩子政策，再到一对夫妇可以生育三个子女，我国人口政策是如何演变的？进入21世纪后，湖南省已经先后五次对《湖南省人口与计划生育条例》进行修订。本篇将对我国、湖南省生育政策的历史变迁，以及最新的关于我省妇女、儿童的发展规划、健康状况等内容作相关介绍。

第1问：你知道我们国家的生育政策经历了哪些变迁吗？

一、鼓励生育政策

1949年中华人民共和国成立，人民当家做主，生活得到初步改善，人们的生育意愿较高，政府也采取了放宽的生育政策，鼓励人口增长。

二、节制生育政策

1953年全国第一次人口普查结果显示我国人口总数为6亿多，"鼓励"性生育政策带来的人口增长过快与社会资源供给不足的矛盾不断凸显，人口生育政策由最初的"鼓励"逐渐转变为"节制"生育。

三、计划生育政策

1971年，国务院批转《关于做好计划生育工作的报告》，强调"要有计划生育"。在当年制定的"四五"计划中，提出"一个不少，两个正好，三个多了"。

1973年12月，第一次全国计划生育汇报会提出"晚、稀、少"的政策。"晚"指男性25周岁、女性23周岁以后结婚，女24周岁以后生育；"稀"指生育间隔为3年以上；"少"指一对夫妇生育不超过两个孩子。

1978 年 3 月，第五届全国人民代表大会第一次会议通过的《中华人民共和国宪法》第五十三条规定"国家提倡和推行计划生育"。计划生育第一次以法律形式载入我国宪法。为完成在 20 世纪末把人口总量控制在 12 亿以内的目标，1978 年，中央下发《关于国务院计划生育领导小组第一次会议的报告》，明确提出提倡一对夫妇生育子女数最好一个，最多两个。

四、限制人口增长

1980 年，中央下发正式文件提倡一对夫妇只生育一个孩子，以便把人口增长率尽快控制住，号召党团员带头执行。1980 年 9 月 25 日，党中央发表《关于控制我国人口增长问题致全体共产党员、共青团员的公开信》，提倡"一对夫妇只生育一个孩子"。逐步发展为"晚婚、晚育、少生、优生"，目的为"控制人口的数量，提高人口的素质"。自此"计划生育"成为我国的一项基本国策、一项长期的战略任务。

五、"限制"政策的调整和稳定

我国作为农业大国，要确保农业生产劳动力充足，而"一刀切"的政策给农业生产及养老带来诸多问题；另外"一孩"生育政策的宏观愿望值与人民群众尤其是 80% 的农民群众的生育意愿严重冲突。对此，1982 年，《中共中央、国务院关于进一步做好计划生育工作的指示》，提出照顾农村独女户生育二胎。

1984 年，中央批转国家计生委党组《关于计划生育工作情况的汇报》，提出"对农村继续有控制地把口子开得稍大一些，按照规定的条件，经过批准，可以生二胎；坚决制止大口子，即严禁生育超计划的二胎和多胎"，即"开小口、堵大口"。

六、逐步放松生育限制

我国计划生育政策在控制人口规模过快增长问题中确实起到了关键作用，但也带来一系列社会问题。如生育率低下、老龄化加剧、劳动力短缺、性别比失衡等。2000年中共中央国务院颁布《关于加强人口与计划生育工作稳定低生育水平的决定》，强调"控制人口数量、稳定当前生育水平、实现人口由数量到质量的转变"。

2002年9月施行的《中华人民共和国人口与计划生育法》明确规定，国家稳定现行生育政策，鼓励公民晚婚晚育，提倡一对夫妻生育一个子女；符合法律、法规规定条件的，可以要求安排生育第二个子女。"双独二胎"政策由此在全国推开。

2013年11月，十八届三中全会审议通过《中共中央关于全面深化改革若干重大问题的决定》。决定提出，坚持计划生育的基本国策，启动实施一方是独生子女的夫妇可生育两个孩子的政策，逐步调整完善生育政策，促进人口长期均衡发展。同年12月，中共中央、国务院印发《关于调整完善生育政策的意见》，明确了生育政策调整的重要意义和总体思路。

2015年10月29日，十八届五中全会决定，坚持计划生育的基本国策，完善人口发展战略，全面实施一对夫妇可生育两个孩子政策，积极开展应对人口老龄化行动。这是继2013年，十八届三中全会决定启动实施"单独二孩"政策之后的又一次人口政策调整。

2021年8月20日，人口与计划生育法完成修改，"三孩"生育政策正式入法，国家提倡适龄婚育、优生优育，一对夫妻可以生育三个子女。国家采取财政、税收、保险、教育、住房、就业等支持措施，减轻家庭生育、养育、教育负担。

第2问：进入 21 世纪后，湖南省已经出台了哪些相关生育政策?

2002 年 11 月 29 日湖南省第九届人民代表大会常务委员会第三十二次会议通过《湖南省人口与计划生育条例》。

根据 2007 年 9 月 29 日湖南省第十届人民代表大会常务委员会第二十九次会议《关于修改〈湖南省人口与计划生育条例〉的决定》第一次修正。

根据 2010 年 7 月 29 日湖南省第十一届人民代表大会常务委员会第十七次会议《关于修改部分地方性法规的决定》第二次修正。

根据 2012 年 3 月 31 日湖南省第十一届人民代表大会常务委员会第二十八次会议《关于修改部分地方性法规的决定》第三次修正。

根据 2015 年 1 月 23 日湖南省第十二届人民代表大会常务委员会第十四次会议《关于修改〈湖南省人口与计划生育条例〉的决定》第四次修正。

根据 2016 年 3 月 30 日湖南省第十二届人民代表大会常务委员会第二十一次会议《关于修改〈湖南省人口与计划生育条例〉的决定》第五次修正。

2021 年新修订的《湖南省人口与计划生育条例》，多部门联动开展全面提升生育保障制度功能，助力三孩政策的实施，让育龄人口"'孕得优、生得安、育得好'，破解'不愿生''生不起''养不起'难题。"

第3问：你知道最近的关于湖南省妇女、儿童的发展规划吗?

2016 年，为了提升我省妇女儿童的"幸福指数"，颁布《湖南省妇女发展规划（2016—2020 年）》和《湖南省儿童发展规划（2016—2020 年）》。在促进全省妇女发展方面，进行了七大领域规划，设置了 59 项主要目标；在促进全省儿童发展方面，进行了五大领域规划，设置了 52 项主要目标。

第4问：近年来湖南省妇幼保健水平及出生缺陷防治工作如何?

2019 年湖南省统计局发布的《2019 年湖南省妇女发展状况检测报告》显示：

（1）湖南省孕产妇保健水平持续稳步提升。2019 年，孕产妇健康保健的各项指标继续提高。孕产妇住院分娩率和农村孕产妇的住院分娩率均达 99.99，分别比上年（下同）提高 0.02%、0.03%。孕产妇系统管理率 94.46%，提高 0.47%。孕产妇死亡率为 9.49/10 万。

（2）妇女生殖保健服务持续加强。2019 年，全省共有妇幼保健院（所、站）137 个，保健院床位（所、站）数达 14522 张，增加 262 张，为妇幼保健服务发挥着重要作用。全年妇女常见病定期筛查覆盖率 97.61%，提高 4.51 个百分点。

（3）为加强出生缺陷综合防治工作，提高出生人口素质，2019 年湖南省出台《湖南省出生缺陷综合防治方案》。近年来，湖南省在出生缺陷综合防治体系建设方面成效显著，儿童出生缺陷发生率连年下降。年免疫规划疫苗报告接种率达 99% 以上；5 岁以下儿童生长迟缓患病率、低体重率均控制在低水平，0~6 个月婴儿纯母乳喂养率达到 89.34% 的高位水平。

从"两孩"到"三孩"政策，带来了新挑战：在"三孩生育政策"全面放开后，累积生育需求集中释放，孕产妇特别是高龄孕产妇数量大增，发生妊娠期合并症、糖尿病和心脏病等合并症以及流产、早产和难产等风险增大，孕产妇死亡、婴儿死亡、出生缺陷概率增加。妇幼健康服务的数量、质量和服务资源都面临新挑战，全省妇幼保健机构，特别是基层妇幼保健机构服务和管理压力激增。

第 5 问：什么是疾病三级预防？

[一级预防] 一级预防又称病因预防或初级预防，主要是针对致病因子（或危险因子）采取的措施，也是预防疾病的发生和

消灭疾病的根本措施。比如在出生缺陷的预防方面，可以由全社会及社区来完成优生优育教育、遗传咨询、婚前检查、产前诊断及围产期保健，多种内容和形式的健康教育，对儿童实行计划免疫的防疫措施等。因此，一级预防是最重要、最积极的防残措施，需全社会和每个人的充分合作。

[二级预防] 二级预防又称"三早"预防，即早发现、早诊断、早治疗。它是发病期所进行的阻止病程进展、防止蔓延或减缓发展的主要措施。比如，在出生缺陷的预防方面，可以在胎儿、新生儿等残疾形成和发展过程中限制（或逆转）由残损所造成的残疾，即防残损发展为残疾；又如为防止智力残疾，对新生儿采取的各类筛查及对某些特定人群的筛查均属于此。二级预防也很重要，是防残中不可缺少的措施。

[三级预防] 三级预防主要为对症治疗。防止病情恶化，防止复发转移，防止并发症、防止残疾向残障转变等，以减少疾病的不良作用。比如，对于出生缺陷的三级预防主要包括新生儿出生缺陷的筛查与治疗，早期发现出生缺陷儿，早期治疗和干预，最大限度地降低残疾率和病死率。三级预防中积极的康复训练，是防残工作中不可缺少的，对于各类残疾人也是必须的，这需要医生、护士、特教教师、康复工作者及家庭的多方参与及通力协作，更需要社会保障的相关政策支持。

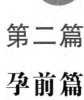

第二篇

孕前篇

　　健康小生命的孕育并非仅仅需要 10 个月，怀孕前你的身体越健康，怀孕的过程就越轻松，宝宝出生后也会更健康。因此，在计划怀孕前，需要做好充分的准备工作。

　　本篇将对孕前需要做好的各项身体、心理准备及注意事项等，作出专业、生动、易懂的解读。

小媳妇，你知道在孕前需要做好哪些准备吗？

一、要选择最佳的生育年龄生育，才更容易孕育出健康聪明的宝宝。

二、要制定孕前保健计划。可以选择到当地的妇幼保健机构或具有妇产专科的医院进行孕前保健指导。通过孕前保健检查，确定夫妻双方是否是致病基因携带者，是否患有慢性病或传染病，女性是否存在生殖道畸形等。如果有此类情况，要积极接受治疗。

三、要改善饮食习惯，调整体重，增补能提供健康身体所必需的维生素和矿物质等营养物质。健康孕妇最为重要的两种营养素就是钙和叶酸。

四、要调整生活习惯，保持精神愉悦。避免在怀孕前接触放射性物质和剧毒性物质，戒烟戒酒，远离毒品，不要饲养猫狗等宠物。

五、不要随意自行用药，如有需要，一定要在医生的指导下用药。并尽量在怀孕前3个月接种完相关疫苗。

接下来，我们来一起细说说怀孕前要做的那些准备吧！

第 1 问：女性的最佳生育年龄是多大呢？

　　女性最佳的生育年龄是 25～29 岁，这个年龄段里，女性的生殖器官及其他全身各系统发育均已成熟，生殖功能处于最旺盛的时期，卵子质量较高，子宫及产道的机能好，怀孕后流产、早产、难产以及出生缺陷的发生率都比较低。女性年龄小于 18 岁或超过 35 岁都是妊娠的危险因素，易造成难产及其他妊娠合并症。35 岁以上生育者，其发生胎儿染色体异常的概率会增高。研究资料表明 25～29 岁间孕产妇及新生儿死亡率最低，20～24 岁及 30～34 岁次之。因此，建议女性选择最佳生育年龄生育，这样才更容易孕育出健康聪明的宝宝。

第 2 问：你知道为什么要做孕前保健吗？

　　孕前保健是指准备怀孕前，通过向专业的医生进行咨询和接受孕前健康检查，对自身的健康状况作出全面评估，并在专业人员的指导下，采取一些行之有效的措施，以确保孕前夫妻双方身心健康并具有良好的受孕条件。因此，我们建议"为了生出个好宝宝，一定要从孕前保健做起"。

第3问：孕前保健包括哪些内容呢?

孕前保健最重要的内容是在专业医生的指导下完成孕前相关健康检查，并向专业人员获取关于自身生理及心理的保健知识，计划生育、受孕、避孕及生命孕育过程等生育健康基础知识，出生缺陷及遗传性疾病的防治知识，以及生活方式、膳食营养、环境因素等对孕育影响的相关知识。

第4问：怀孕前，夫妻双方都应做健康检查吗?

准备怀孕前，夫妻双方都应积极进行孕前健康检查，包括：①遗传性疾病的检查，如乙型肝炎、结核病、艾滋病、梅毒等传染性疾病的检查；②影响生育的疾病的检查，如男性尿道下裂、隐睾，女性生殖道畸形等；③女性还特别要重视做一些慢性疾病的检查，如肾病、心脏病、高血压、糖尿病、甲状腺功能异常等。看看自己是否身体健康、是否适合怀孕，尤其对超过30岁的女性，需要在怀孕前进行一次全面的健康检查。通过孕前健康检查，若发现患有对生育有影响的疾病，应积极配合治疗，遵照医生建议，应选择在双方身体健康的情况下受孕。

此外，还应重视既往孕产情况，尤其是前次有不良孕产史者，此次健康检查时应向医生咨询，做好孕前准备，以减少高危妊娠和高危胎儿的情况发生。进行孕前健康检查，为生一个健康的宝宝做准备。

第5问：常见的生殖系统感染性疾病有哪些？

围生期女性生殖系统常见的感染性疾病有细菌感染、外阴阴道假丝酵母菌病、滴虫性阴道炎、支原体感染、沙眼衣原体感染及梅毒、淋病、尖锐湿疣等。而生殖系统混合感染中，以细菌与其他病原体混合感染最为常见。

生殖系统感染性疾病对生育过程的影响非常大：对男性而言，尿道及前列腺的感染会影响精液质量，降低精子活力，也会导致生殖管道狭窄。对女性而言，感染会改变宫腔黏液性质和量，使侥幸存活的精子不易顺利通过宫颈进入宫腔；受精后，受精卵难以在子宫内着床发育；引起输卵管炎及盆腔炎时，可致输卵管闭塞，导致不孕。此外，女性生殖系统感染还易导致早产，其早产儿易发生败血症、肺炎、脑室内出血等，新生儿可经产道而感染结膜炎，如治疗不及时，可致盲。病毒感染在孕早期可造成胎儿畸形，甚至导致新生儿死亡及遗留中枢神经系统后遗症。

第6问：如何预防生殖系统感染性疾病的发生？

提高自身抵抗力，养成良好的生活习惯。最好做到以下几点：在性生活中一定不要使用偏碱性的润滑剂及含有碱性润滑剂的安全套。有一些药物的成分可能会破坏阴道内的正常酸碱平衡，如果使用不当，就很容易导致感染。

出现生殖系统感染表现时，一定要及时地进行诊治。性伴侣双方有生殖系统感染时应同时接受治疗，并避免交叉感染。

孕前无论性伴侣有无感染症状，都应进行生殖系统感染的相关检查。

第7问：为什么要在怀孕前纠正不良饮食习惯？

女性孕前的营养状况与胎儿及新生儿的健康状况息息相关，营养状况良好的女性，通常所生宝宝的健康状况良好，患病率及死亡率均较低。相反，孕前营养状况较差的女性，如体重过低、患有贫血等，怀孕后常常会影响胎儿的正常发育。

因此，一般要在计划怀孕前3个月到1年适当地调整饮食，在保证身体各种营养素均衡摄入的同时，有针对性地积极储存平时体内含量偏低的营养素。如机体缺铁时，可多吃些动物血、肝脏等；缺钙时可多吃些虾皮、乳制品和豆制品等。减少人工甜味佐料、咖啡因、酒精的摄入量；适当补充维生素，多吃水果和蔬菜是最理想的摄取叶酸的方式。在计划怀孕前 3~6 个月应改变喜吃辛辣食物的习惯，辛辣食物可以引起消化功能紊乱，如胃部不适、消化不良、便秘，甚至诱发痔疮。检查饮用水的质量，水污染会影响胎儿的正常发育，如果家里的饮用水有异常，一定要选择合适的净化装置。

第 8 问：什么时候开始服用叶酸比较好？

叶酸是一种水溶性的维生素，是机体细胞生长、繁殖及胚胎组织发育所必需的物质。从怀孕前 3 个月开始，每天补充 0.4 毫克叶酸可以降低胎儿患神经管畸形、唇腭裂、先天性脊柱裂等出生缺陷性疾病的风险。在孕前及孕早期摄取丰富的叶酸是至关重要的。

人体不能自行产生叶酸，只能通过食物或叶酸增补剂获得。香蕉、橙、鳄梨、绿色蔬菜及动物肝脏中都含有丰富的叶酸。由于叶酸易溶于水且不耐高温，在烹调过程中极易被破坏，所以对于准妈妈们来说，仅靠从食物中获取叶酸是远远不够的。一般来说，应在计划怀孕前 3 个月，开始服用叶酸增补剂直到怀孕后 3 个月为止，也可持续服用至妊娠结束。此外，叶酸对男性的生殖健康、精子的发育及精子质量也有积极作用，因此，也建议男性在计划怀孕的前 3 个月开始适量补充叶酸。

第9问：怀孕前，为什么要调整体重？

夫妻双方过胖或过瘦都会使内分泌功能受到影响，不利于受孕。尤其对于女性而言，孕前身体肥胖的女性在孕期并发原发性高血压、糖尿病等高危病症的概率会升高，其产下缺陷宝宝的概率也要比体重正常的女性高。而如果女性是因营养摄入不足所致体重过轻，不仅会使其卵子的活力下降或月经不正常，导致难以受孕，即使受孕后还会影响孕初胚胎的发育，也容易导致低体重儿的出生概率增加。

体重对于计划怀孕的男性来说也很重要，合理的体重能提高精子质量和生育能力。超重男性由于体内脂肪大量储存，造成阴囊脂肪堆积过多，使精子生成受到影响，其精子密度较体重正常男性会有所降低。而体重过轻也会使精子密度降低，精子质量下降。

第10问：怀孕前的体重要如何调整才好？

在每个人的眼里，胖瘦标准都是不一样的。那么怎样知道你是偏瘦还是偏胖呢？我们需要有一个衡量指标，来判断自己到底是胖还是瘦。目前我们常用身体质量指数(body mass index,

BMI)来衡量体重是否处于正常范围内。

　　身体质量指数(BMI)是与体内脂肪总量密切相关的指标，BMI值等于体重(kg)除以身高(m)的平方，即 BMI＝体重(kg)÷身高(m)^2。BMI 为 19~25 时，体重正常。

　　如果计算得出你的 BMI<18.5，那么说明你的体重偏低(偏瘦)；如果 BMI≥24，则说明你超重了。一般来说，怀孕前的BMI 为 19~23.9 时比较合适。

　　在控制体重前，需要对自己的营养状况作全面了解，确定自己的理想体重。必要时也可请医生帮助诊断，以便有目的地调整饮食，积极贮存平时体内含量偏低的营养素。并适当改变饮食量，使体重达到或接近标准值，但切忌过量饮食或过度节食，而是要保持均衡饮食，以保证身体各种营养素的均衡摄入。需要锻炼减重时，应根据自身情况制定安全的减重标准，迅速减重会消耗身体内的营养储备，对怀孕不利。

第 11 问：怀孕前，为什么不能吸烟？

　　怀孕前，只要夫妻双方或一方经常吸烟，就会影响精子和卵子的健康发育，甚至导致精子和卵子的异常。计划怀孕的夫妻，为了你们能够生育一个健康的宝宝，为了家庭和个人的健康，请在计划怀孕前至少 6 个月时，就要戒烟。

第 12 问：怀孕前，为什么不能经常饮酒？

怀孕前，夫妻双方或一方经常饮酒、酗酒，会影响精子或卵子的发育，造成精子、卵子、受精卵的畸形。同时，酒精不仅影响受精卵的顺利着床和胚胎发育，还可以通过胎盘进入胎儿血液，造成胎儿宫内发育不良、中枢神经系统发育异常、智力低下等。

第 13 问：不良情绪会影响受孕及怀孕的过程吗？

无论是抑郁、紧张，还是时常暴躁的情绪都会影响人体性腺激素的分泌，可以说情绪问题是导致不孕的一个重要原因。对准妈妈来说不良情绪不仅会影响卵巢排卵，对胚胎着床的影响也非常大，因此，与心情平静的女性相比，长期处于不良情绪中的女性更难怀上孩子；而对准爸爸来说，不良情绪会明显导致睾丸生精功能减弱，以及性功能不稳定，从而减少受孕概率。因此，良好的情绪对提升受孕概率是非常有效的，在备孕期间一定要保持平和乐观的情绪。

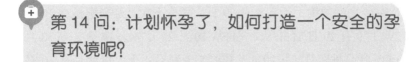

第14问：计划怀孕了，如何打造一个安全的孕育环境呢？

怀孕前应整理居室环境，以方便怀孕后的行动；把可能绊脚的物品重新归置，留出最大的空间；在卫生间及其他易滑倒的地方加放防滑垫；工作环境尽量保持良好的通风状态。经常使用的物品要放在站立时方便取放的地方，清理一下床下与衣柜上的东西，调整一下厨房用品的位置；要养成物归其位的习惯。

此外，生殖细胞对 X 射线等放射性物质及重金属铅、镉，氨甲喋呤、棉酚二臭、氯丙烷、氯乙烯等有毒化学品非常敏感。长期接触这些毒害物质会对生殖功能会产生损害，使染色体异常、精子畸形，影响胎儿的正常孕育。因此，备孕期间，在工作和生活中要避免接触这些有毒化学品及放射性物质，避免因生殖细胞在"生成期"提早夭亡或者畸形，而埋下出生缺陷的隐患。

第15问：如何推算女性的排卵期？

具体的推算方法：从下次月经来潮的第 1 天算起，倒数 14 天（或减去 14 天）就是排卵日，排卵日及其前 5 天和后 4 天加在一起称为排卵期。例如，以月经周期为 30 天为例来算，如果此次月经来潮的第 1 天在 9 月 29 日，那么下次月经来潮是在 10 月 29 日（9 月 29 日加 30 天），再从 10 月 29 日减去 14 天，则 10 月 15 日就是排卵日。排卵日及其前 5 天和后 4 天，也就是从 10 月 10—19 日这 10 天为排卵期。

第 16 问：如何把握准确的受孕时机？

频繁的性生活会使得精子数量、质量出现不同程度的降低，因此，准备受孕前，需要控制性生活的次数，最好停止性生活 5~7 天，以保证精子的活力。停止性生活的时间也不可过久，精液中的精子衰老率、成活率均会降低，不利于受孕。

一般而言，女性的月经周期为 28~30 天，排卵日一般在月经前的第 14 天，精子的成活期为 2 天，卵子的成活期为 1 天，因此，最易受孕的日期为排卵的前 3 天至排卵后 1 天。如果说，你在排卵期同房都没有怀孕，那你就找排卵日。排卵日这天，卵子刚刚排出，活性非常好，而且还能存活 1~3 天（大多数女性卵细胞的存活期是 2 天）。如果在这天同房，卵子和精子相遇的概率是非常高的。尤其是当天 17：00—19：00，这个时间段里，无论是精子的数量还是质量都达到了高峰，而且活动能力超强，精子和卵子在此时最容易发生恋情。

第 17 问：选择蜜月期受孕合适吗？

蜜月期的夫妻，如果恩爱有加，双方心情愉悦，且无过多的心理压力，就更容易产生优质的精子和卵子，这有利于妊娠。人们常说，蜜月是比较容易怀孕的时期就是这样的道理。但是，有一些新婚夫妇，如果在蜜月期间舟车劳顿，饮食生活不规律，没有保证充足的休息和睡眠，情绪波动大，那么蜜月期间反而难以怀孕成功，甚至出现异常妊娠情况。

◆ **小贴士：备孕保暖要适当**

备孕期间，准爸准妈们要注意适当保暖，尤其是在秋冬季节，不要受凉感冒。对于准妈妈来说，如果子宫不够"暖和"，对受孕是有很大的影响的。从中医角度讲，宫寒会导致月经周期异常，影响排卵，降低子宫受孕和孕育胚胎的能力。所以备孕期间，准妈妈们一定要注意调养好身体，赶走宫寒，才能迎接"好孕气"的到来。

对于准爸爸们来说，精子则不能耐受高温高热，如果长期穿紧身内裤、牛仔裤，或是有浸泡热水澡的习惯，甚至经常在高温环境下工作，这些对精子质量和成活率都会有不良的影响，因此，在尝试怀孕之前的 3 个月内，准爸爸们也要注意不要"保暖过当"，不要泡热水澡，也不要蒸桑拿。

第18问：避孕药会影响怀孕吗？停药期间怀孕了怎么办？

复方短效口服避孕药激素含量低，且停药后怀孕，不会增加胎儿畸形的发生率；长效避孕药建议停药6个月后再尝试怀孕。皮下埋植剂型、阴道药环及含药的宫内节育器取出后，有2~3次正常月经后即可尝试怀孕。

长效避孕药停药后1~6个月内，为了避免意外怀孕，可采取其他避孕方法，如采用避孕套避孕。如果不小心意外怀孕，也不要有过重的心理负担，可以到医院向妇产科医生说明情况，征求他们的意见。如决定继续妊娠，应定期做好孕产期检查，做好孕期严密监护，一旦发现胚胎发育异常，可以考虑终止妊娠。

第19问：第一胎与第二胎间隔多久合适？

一般来说，顺产妈妈产后间隔一年就可以备孕第二胎了，剖宫产妈妈，并且在剖宫产过程中没有伤及卵巢、输卵管等组织，医生一般会建议在产后两年后才能再怀第二胎。因为剖宫产后过早怀孕，会使子宫瘢痕处拉力增大，当子宫变薄，瘢痕处会有裂开的潜在风险，甚至导致大出血。另外剖宫产术后子宫瘢痕处，内膜局部常有缺损，易发生胎盘植入。

第 20 问: 想怀第二胎, 最好在什么年纪?

二胎妈妈的最佳生育年龄仍然是在 35 岁前。因为对于有生育需求的女性而言, 高质量的卵子对成功生育特别重要。卵子与精子不同, 它们可是不可再生资源。女性的卵巢就像一个仓库, 里面储存大量的卵子, 当女性处于胎儿时期, 卵子储备已成定局。每个女性从出生起就携带了上百万个卵泡, 但这些卵泡自此也就走上了不断消耗的道路: 女性从十三四岁初潮开始时, 只剩下 30 万个左右的卵泡, 而最后真正能够发育成熟并排出的卵子也就 400~500 个, 其余的卵泡均因各种原因退化凋亡。并且随着女性年龄的增大, 卵巢、输卵管、子宫这些具有生殖功能的脏器也会衰老。

◆ 无心插柳柳成荫, 怀上其实也不难

人们常用"有心栽花花不开, 无心插柳柳成荫"来比喻一直苦苦追求的目标没有实现, 却因机遇的因素而有意外的收获。机遇常常扮演着不可忽视的角色。在计划怀孕前, 做好充分的准备, 积极诊治可能影响生育的疾病, 养成良好生活习惯, 放松心态, 相信"好孕"一定在最好的时机等候着你。

所以, 想要生育二胎的女性, 一定要通过健康的行为来减缓卵巢功能的衰退、提高卵子的质量, 如早睡早起、均衡营养、

戒烟戒酒、吃动平衡、作息规律、心态平和，这些看似老生常谈，但对于女性生殖保健确是良药秘方。

◆ **小媳妇的事业观和生育观**

小媳妇在家相夫教子没有错，但是千万不要失去自我，家庭事业两不误，这是最重要的：

小媳妇事业观——"一、二、三、四"：

事业一秘诀：把工作当成一种享受——无论工作内容是什么，只要决定做了就要积极面对、尽职尽责、欣然对待。

事业两注意：既要处理好和同事、上下级关系，又要处理好家庭和工作的安排。

事业三必须：必须认真，必须清楚目标，必须热爱。

事业四要：要热情，要诚信，要有干劲，要有敬业精神。

小媳妇生育观——实质是人们在生育问题上多方面价值取向的总和：

两种角度：生育子女的社会价值角度和家庭价值角度。

四个侧面：生育子女的时间、性别、数量和培养四个侧面。

总之，对于女性而言，事业和生育都是一件既辛苦又值得享受的事，我们要懂得它，实践它，并完美地实现它。不仅要轻松工作，也要快乐孕育！

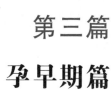

第三篇

孕早期篇

（孕 1 周—孕 12^{+6} 周）

　　孕早期既是孕妈妈需要适应怀孕状态的重要时期，也是胚胎分化发育、形成器官的关键时期。这个时期，胎儿对各种生物、物理、化学等方面因素的影响都很敏感，是最易导致胎儿畸形或发生流产的阶段，因此，该阶段孕妈妈应特别注意防病防畸，攻克不适，调整状态以适应孕育生命的全新阶段。

　　本篇将对孕早期需要注意的各项事宜及相关排畸检查等作出专业、生动、易懂的解读。

亲爱的小媳妇，恭喜你成为孕妈妈了！一起来聊聊孕早期我们都需要做好哪些事吧！

一、要进行早孕检测，确定怀孕。

二、了解孕早期保健的内容，选择适合的妇幼保健或综合性医院的妇产科获取孕早期保健指导，并在专科医生的指导下制定孕期保健计划。

三、进行孕早期保健检查，建立孕妇档案和围产保健手册；如果发现患有妊娠合并症，应及时到医院的相关科室做进一步的检查。

四、积极应对孕早期的不适症状，保证营养的正常摄入；如果早孕反应过于强烈，还应及时到医院诊治和处理。不要随意自行用药，如有需要，一定要在医生的指导下用药。

五、保持良好的生活作息，心情舒畅，避免劳累；保证睡眠时间充足，适当活动。

第 1 问：怀孕了，孕妈妈的身体会发出哪些信号呢？

怀孕的第一个月（孕 4 周之前），大多数孕妈妈的早孕反应并不强烈，有些孕妈妈甚至完全没有感觉，此时可以通过测量基础体温、验孕棒测试等方式确定自己怀孕了。但也有些孕妈妈可以感受到轻微的妊娠反应，如乳房变硬、乳头颜色变深并稍有触痛感，身体容易疲乏无力，情绪容易改变等。

怀孕的第二个月（孕 5 周—孕 8 周），孕妈妈应该已经知道自己怀孕了，随着胚胎宝宝在妈妈子宫里安营扎寨，并开始快速地成长和发育，孕妈妈的身体也在不知不觉中微妙地变化着：乳房变得又大又软，乳晕有小结节突出，还有轻微的触痛；大多数孕妈妈会出现恶心、呕吐、疲乏、尿频等症状；情绪也愈加不稳定，容易焦虑、多疑，味觉、嗅觉也会变得敏感。

进入孕期的第三个月（孕 9 周—孕 12 周末），孕妈妈也进入了早孕反应的"攻坚期"，各种不适的症状会轮番来袭。孕妈妈能明显感觉到自己的乳房进一步增大，腰变粗了，臀部也变宽了；随着胎儿的生长，子宫也在逐渐增大，可在耻骨联合之上触及子宫底，增大的子宫开始压迫膀胱，导致孕妈妈出现尿频；由于孕酮激素分泌旺盛，阴道分泌物会比平时略多。受各种孕激素的影响，这个阶段，孕妈妈的情绪波动会很大，希望准爸爸和其他家庭成员能积极配合，帮助孕妈妈安然度过这段特殊的时期。

第2问：确认怀孕的各项检查有哪些?

人绒毛膜促性腺激素(hCG)检测：hCG是受精卵滋养细胞分泌的一种糖蛋白激素，在受精卵着床后就开始产生，正常情况下，在孕8周前hCG水平上升很快，每1.7~2天就会上升1倍，在7~12周达到峰值后逐渐下降，到大约孕20周时相对稳定。通过动态检测血液中hCG的浓度变化，可对早孕、流产、异位妊娠和妊娠滋养细胞疾病进行诊断。

[孕酮检测] 孕酮又名黄体酮，是维持妊娠所必需的孕激素，能帮助胚胎着床，预防子宫收缩，还有促进乳腺发育的作用。孕酮值因人而异，不同孕妈妈之间的孕酮值没有可比性，但是同一个人孕酮值的前后变化则有很好的临床诊断价值。如果孕酮值过低(≤15 ng/mL)可能会有流产和异位妊娠的风险。

[超声(B超)检查] B超检查一般在孕5周左右才能进行，因为孕囊一般在孕5~6周时形成，孕6~7周时才可见胚芽。可以通过观察孕囊所在位置，及时发现宫外孕的情况；根据孕囊的平均直径、胚芽大小、胎儿头臂长判断孕周；还能通过孕囊个数确定是单胎还是双胎；如果B超检查发现孕卵枯萎，则提示可能流产。

第3问：孕早期保健主要包括哪些内容呢？

孕早期保健是指从怀孕开始至孕 12 周末这段时间需要进行的孕期保健。主要包括以下内容：

第一、确诊妊娠。停经是怀孕后身体最大的变化，月经周期规律的备孕准妈妈，如果月经超过 1 周还没有来，可以去药店购买早孕试纸进行测试，或者直接去医院检查。

第二、做好孕期首次检查。首次孕检应在怀孕后的 5~8 周时为宜，此次检查除了进行早孕确诊检查，还应进行一次较全面的孕期常规保健检查，如果发现患有妊娠合并症，如妊娠合并心脏病、高血压、糖尿病、慢性肾炎、肺结核等，应及时到医院相关科室做进一步的检查和处理，并根据医生的建议，决定是否继续妊娠。

第三、办理《孕妇围产保健手册》。一般在怀孕 12 周后，即胚胎着床、分化发育情况稳定后，孕妈妈即可在户口所在地的妇幼保健机构办理《孕妇围产保健手册》。建立《孕妇围产保健手册》时，还应进行一次包括血常规、尿常规、肝功能、肾功能、B 超、心电图等项目的全身检查。

第四、建立孕妇档案。在办理好《孕妇围产保健手册》后，孕妈妈可到选定产检及分娩的医院，建立孕妇档案，并定期获取孕期保健知识。

第4问：孕早期都会出现哪些不适症状？

　　每一个孕妈妈在怀孕的过程中都会遇到这样或那样的问题。在孕早期，孕妈妈可能会出现恶心、呕吐、食欲不振、乳房胀痛、尿频尿急、疲劳乏力、头晕头痛等不适症状，如何应对这些不适是考验孕妈妈们是否做好准备迎接宝宝到来的重要课题。

第5问：面对莫名而来的恶心、呕吐，该如何应对呢？

　　"孕吐"是早孕反应中最典型的症状，也是绝大多数孕妈妈都会经历的正常的生理现象，有些孕妈妈的孕吐反应会比较严重，有些则相对较轻。孕吐通常在怀孕6周左右开始，且在清晨时较为严重，大约有半数的孕妈妈到孕14~16周时，孕吐反应会突然消失，但也有不少孕妈妈的孕吐会贯穿整个孕期。

　　如果孕吐不严重，孕妈妈能够忍受，则不需要特殊治疗，但要做到安心地接受它，并通过合理安排饮食等自然疗法缓解孕吐；如果孕妈妈的孕吐反应较严重，甚至不能进食、饮水，则必须到医院及时接受诊治，切忌擅自使用药物抑制孕吐，以防影响胎儿的发育。不妨试着转移注意力，放松心情，对于缓解孕吐可能会有意想不到的效果。

第6问：乳房隐隐胀痛，是不是有什么异常情况呢？

怀孕4~6周后，孕妈妈的乳房会逐渐长大，变得柔软，并伴有胀痛感，乳头也会变大，乳晕上那些分泌抗菌润滑液的小腺体更加明显了，乳晕看起来凹凸不平且颜色更深。乳房的变化是体内雌激素和孕激素水平升高导致的，都是在为哺乳宝宝做好准备。

到了怀孕9~12周，孕妈妈的乳罩可能会比孕前增大一个罩杯尺码，原来孕前的内衣有可能就不合适了，孕妈妈在挑选孕期内衣的时候，首先要考虑的是内衣的舒适性，可以选择肩带和背扣能够调节的内衣，以适应乳房的不断增大。怀孕后乳房的变化也是正常的生理变化，对于乳房的不适，孕妈妈不用过于紧张，可以通过日常护理加以缓解，如按摩、热敷、使用温水清洁等。

如果孕妈妈在孕前就患有乳腺增生或是纤维瘤，那么肿块很有可能在妊娠期间增大，随着病情发展甚至出现恶变，有些孕前乳房健康的孕妈妈，孕后也可能由于激素水平的变化，导致类似疾病。所以在怀孕过程中，孕妈妈一定要定期进行乳房自检，如果触摸到了肿块，或者肿块呈进行性增大，则须及时到医院进行诊治。

第7问：尴尬的尿频是正常现象吗?

　　从怀孕的早期开始，尿频就出现了。这主要是因为怀孕后孕妈妈的代谢产物增加，同时胎儿的代谢产物也要通过妈妈排出，这些都大大增加了肾脏的工作量，从而使尿量增加。此外，由于怀孕后子宫不断增大，对位于后方的膀胱造成压迫，导致膀胱容量减少，所以很容易产生尿意。到了孕中期，增大的子宫进入腹腔，对膀胱的压迫稍有减轻，尿频症状可能会有所缓解；进入孕晚期，由于胎头下降进入盆腔，对膀胱的压迫进一步增加，尿频会越来越明显。这些都是正常的生理现象，孕妈妈不用太担心，可以通过调整生活习惯来改善，如少吃利尿食物(如西瓜、冬瓜等)，合理饮水，避免仰卧位，多做缩肛运动等，但不要因为尿频而减少喝水的量，更不能长期憋尿。

　　如果出现小便次数过多，在排尿时有疼痛、烧灼感，总是尿不干净，尿液浑浊，甚至出现血尿及发热、腰痛等症状，或者是出现多口渴、多饮水、多排尿的"三多"症状时，就应该及时去医院就诊了。导致病理性尿频的疾病有尿路感染、结石、膀胱占位性病变、精神神经性尿频、妊娠糖尿病等。对于病理性尿频，孕妈妈们一定不可以掉以轻心，应该时刻警惕引起尿频的病理因素，及时发现异常的症状，及时治疗才能确保孕期健康。

第8问：怀孕后有时会觉得头痛，甚至头晕目眩，是为什么？

怀孕后，久坐起身时，会出现头晕目眩，甚至站立不稳的情况，有时还会觉得头痛，这是很多孕妈妈在孕期都遇到过的情况。引起头晕、头痛的原因有许多，只要找对原因，并采取相应的预防和缓解措施即可。

第一、血压偏低。在孕早期由于胎盘的形成，孕妈妈的血压会有所下降，对于原本血压就偏高的孕妈妈来说，血压下降的幅度可能会更大，血压下降会导致脑供血不足，从而引起头晕、头痛。

第二、激素变化。怀孕后孕妈妈的新陈代谢会加快，加上雌激素、孕激素等的作用，使得孕妈妈血液中的胰岛素水平偏高，从而导致血糖偏低，尤其是空腹血糖偏低；有些孕妈妈可能会因为孕吐影响进食，进而导致血糖偏低。低血糖会使细胞获能不足，导致孕妈妈出现头晕、乏力等不适症状。

第三、警惕贫血。孕期血容量增加，相比之下血浆增加的量要比血细胞增加的量多，使得孕妈妈极易出现生理性贫血。此外，在孕期，为了补给发育中的宝宝，孕妈妈对铁元素的需求也会增加，这时如果没有及时补充铁元素，很容易发生缺铁性贫血。因此，在孕期出现头晕、乏力等不适症状时，孕妈妈们应当警惕是否发生了贫血。

第9问：孕期腹痛会让孕妈妈格外忧虑和紧张，该如何应对呢？

孕早期、中期，随着胚胎的发育，子宫不断增大，会向上牵拉支撑子宫的韧带，韧带附着处的子宫壁也会受到牵拉，此时，子宫可能会出现不规则、无痛性收缩，孕妈妈有时会感觉到下腹部发硬、发胀，子宫一侧或两侧有钝痛或隐隐作痛的不适感。由于子宫韧带牵拉、子宫收缩、胎动、身体负荷增大等引起的腹痛，可能会持续整个孕期，但这种疼痛属于孕期正常的生理反应，出现频率不会很高，持续时间也不会过长，可能仅数秒或十多秒便消失了，无须进行治疗，孕妈妈们也不必过于紧张，劳逸结合，一般在休息后都会得到缓解。

孕期还应区分可能发生的病理性腹痛，尤其是在孕初期，应该排除是否为宫外孕和先兆流产导致的腹痛。当孕妈妈感到腹部痉挛，且腹痛从一侧扩散到整个腹部时，若 B 超未见宫内妊娠，则须做血 hCG 及孕酮检查，以排除宫外孕的可能。如果 B 超可见宫内妊娠，但是有腹部痉挛，并且有规律性的腹痛、腰痛、盆腔痛，且伴有阴道出血，则须立刻就医，以排除先兆流产的可能。

此外，导致孕期病理性腹痛的原因还有：阑尾炎，压痛多在右下腹，并伴有发热等症状；胆囊炎，会有上腹痛，并伴有恶心、呕吐、发热等症状；肠梗阻，腹部绞痛伴有呕吐、腹胀、排便困难等；急性胰腺炎，持续性中上腹部剧痛，伴有发热、呕吐甚至休克等。怀孕期间膨大的子宫会挤压腹腔内的其他器官，很容易使孕妈妈混淆正常腹痛及病理性腹痛，因此，孕妈妈应该根据疼痛的部位和症状正确辨别腹痛的性质，出现病理性腹痛时应及时就医和治疗。

第 10 问：阴道出血是否提示有流产的风险？

在孕期，当孕妈妈发现内裤上有血渍时，表示可能发生了阴道出血。孕早期，孕妈妈的激素水平变化，受精卵在着床的过程中会导致轻微的、短暂性的出血，这是正常的现象，不必过于担心，但要注意休息，避免劳累和情绪激动，以免症状加重。但当出血严重，阴道流出物成粉红或鲜红色，并伴有腹痛时，则提示有发生流产的可能，需要立刻就医接受检查和治疗。

引起阴道出血的原因有许多，包括：母体方面的因素，如孕激素分泌异常、子宫先天发育异常、患有慢性疾病、过度劳累、情绪激动等；胚胎方面的因素，如胎儿染色体异常、葡萄胎等。阴道出血确实预示着可能有流产的风险，此时孕妈妈应学会辨别出血的原因，做好应对措施，防止阴道出血可能带来的伤害。

第 11 问：被诊断为先兆流产时要不要保胎?

先兆流产是指妊娠 28 周前出现少量阴道流血的情况，流血可表现为暗红色或血性分泌物，同时可能伴有阵发性下腹痛及腰背痛。产科检查可能不会提示有明显异常，如宫颈闭合且子宫大小与孕周数相符等。孕早期容易出现先兆流产，出现这种情况后，孕妈妈要注意休息、放松心情，避免剧烈运动及紧张的情绪，更不可擅自用药盲目进行保胎。

发生先兆流产时是否需要保胎，主要看导致流产的原因是什么，如果仅是因为孕期护理不当，如发生碰撞或摔倒造成的，可以通过适当地护理、休息进行保胎。如果流产的发生与胚胎发育不良、受精卵染色体异常或是孕妈妈身体病变有关，从遗传学角度来看，一般不宜进行保胎，大多数发育不良的胚胎会通过自然流产而被淘汰。但通常医生也会通过评估是否为高危妊娠，是否为珍贵儿，并参照血 hCG 值、孕酮值来综合判断保胎的价值。

第 12 问：孕期为什么会"打呼噜"呢？

"打呼噜"又称打鼾，主要是由上气道狭窄或阻力增加所致。生活中，比较胖的朋友多半会有打鼾的问题，因为肥胖时肌肉的张力会有所下降，对周围组织的牵拉作用也会降低，导致气道变窄，出现打鼾。如果孕妈妈孕期体重增长比较快，就有可能发生打鼾。此外，孕妈妈由于雌激素水平增高，容易引起鼻黏膜的超敏反应，使得鼻腔腺体分泌增加，鼻黏膜发生肿胀，从而引起打鼾。尤其是到了孕晚期，随着胎宝宝的生长，孕妈妈的腹压增加，膈肌上抬，肺内含气容积减少，导致氧合功能下降，从而诱发或加重打鼾。

打鼾时，可能会出现睡眠呼吸暂停的现象，不仅会直接影响孕妈妈的睡眠质量，还有可能导致其血压上升，增加孕妈妈妊娠高血压的发病率。如果孕妈妈长时间处于缺氧状态，体内二氧化碳含量高，还容易导致胎盘血管收缩功能下降，继而影响宫内胎儿的血氧供应，导致胎儿生长发育受限、胎心异常、胎儿呼吸窘迫或新生儿窒息等不良妊娠的发生率显著增高。

想要远离打鼾，首先要控制体重。孕妈妈从孕初期开始，就要学会合理控制体重，适当运动，注意膳食结构的合理均衡，每天摄入合理的热量。此外，采用正确的睡姿也会缓解打鼾，仰卧式睡姿更容易使肥厚的喉部肌肉和舌根后坠而堵住气道，引发打鼾。孕妈妈采用左侧卧的睡姿比较好，既减少打鼾的可能性，也有利于胎宝宝的发育。如果实在不习惯左侧卧，孕妈妈可以试试使用孕妇枕，帮自己训练养成左侧卧的习惯，为孕晚期的"大肚笋"提前做好准备。

第13问：孕妈妈需要的基本营养素有哪些?

良好的饮食对受精卵着床、胚胎发育和胎儿生长是十分有益的，所以怀孕后自始至终都要保持充分的营养摄取，不可节食减肥，不可偏食。孕妈妈需要摄取的基本营养素如下：

[蛋白质] 蛋白质是胎儿生长的必要营养素，孕妈妈每天应摄取80克以上蛋白质，蛋白质主要来源于肉、鱼、奶等动物食品和各种豆类的植物蛋白。

[脂肪] 脂肪除供给人体热能外，还是脂溶性维生素A、D、E、K的溶剂。也是构成细胞膜和神经系统的主要原料，孕早期摄入适量的脂肪可以帮助孕妈妈固定内脏器官的位置(如使子宫固定在盆腔中央)，从而为胚胎发育提供安定的环境。

[磷脂类] 磷脂类是生物膜的重要组成部分，尤其卵磷脂是胎儿脑发育必不可少的要素。孕妈妈体内的羊水中含有大量的卵磷脂，为促进胎儿脑细胞能健康发育，孕妈妈补充足够的卵磷脂是很重要的。蛋黄中含有丰富的卵磷脂，牛奶，动物的脑、骨髓、心脏、肺脏、肝脏、肾脏以及大豆和酵母中也都含有卵磷脂，所以建议孕妈妈尽量摄取足够多种类的食物。

[碳水化合物] 碳水化合物是热量的主要来源。怀孕后，孕

妈妈的新陈代谢增加，各项机体活动及胎儿的发育都需要足够的能量供给。孕妈妈每天所摄入的碳水化合物至少为 150~200 g 才能同时满足胎宝宝和自身的需求。碳水化合物的主要来源为米、面等主食。

总之，孕妈妈的饮食结构要合理，主食、肉类、蛋类、水果、蔬菜等要合理搭配。健康饮食不仅会帮助孕妈妈增强免疫力，还有助于胎宝宝的生长发育。

第 14 问：孕妈妈需要的"超级"营养素有哪些?

胚胎发育是生命在一个较短时期内快速发生一系列复杂变化的过程。在这段较短的时期里，胎宝宝和孕妈妈除了需要摄入维持正常生命所需的基本营养素外，还需要适当地补充一些"超级"营养素。

[叶酸] 叶酸需要继续补充。孕早期是胎宝宝神经系统形成和发育的关键期，缺乏叶酸可导致胎儿神经管发育缺陷。孕早期，孕妈妈应继续按照孕前保健之道，坚持补充叶酸，以利于胎宝宝的健康发育。一般来说，孕早期以每日摄入 0.4 mg 叶酸为宜。补充足够的叶酸还可预防孕期贫血、早产等。

[碘] 碘是人体的必需微量营养素之一，特别是对于胎儿大脑发育尤为重要。孕妈妈的碘营养水平决定胎宝宝的碘营养，从而影响胎宝宝大脑的正常发育及甲状腺功能。孕期缺碘还可导致流产、早产及死产。因此，孕妈妈可适量吃一些含碘丰富

的食物，如海带、紫菜、虾、干贝等海产品，并选用普通加碘食盐，即可有效补碘。如果孕妈妈生活在碘缺乏地区，如山区、丘陵、河谷等地带，应到医院进行检验后确诊是否缺碘，并在医生的指导下科学补碘。

[铁] 铁是血红蛋白的组成成分，是人体生产红细胞的主力军。怀孕期间，孕妈妈和胎儿对铁的需求量大大增加，孕妈妈如果缺铁，不但会引发自身的缺铁性贫血，导致各种妊娠合并症，还会造成胎儿宫内缺氧，抑制胎儿成长及大脑发育，严重者可直接威胁生命，造成流产、死胎等恶性后果。因此，孕妈妈可有意识地多食用一些含铁丰富的食物，如动物血、瘦肉、肝脏、蛋黄等。对于缺铁严重，难以通过膳食来满足需求的孕妈妈，还可在医生的指导下服用铁剂进行补充。

[钙和维生素 D] 钙和维生素 D 对于孕妈妈来说也十分重要。维生素 D 缺乏可引起孕妈妈钙吸收障碍和缺钙，从而影响胎宝宝的骨骼和牙齿发育，可能导致孩子在出生时即患佝偻病，所以孕妈妈需要同时补充钙和维生素 D。在孕早期钙的适宜摄入量应每天不少于 800 mg，孕中期每天不少于 1000 mg，孕晚期每天不少于 1200 mg。孕妈妈还可以通过多晒太阳，或必要时在医生的指导下服用鱼肝油来补充维生素 D。

怀孕后身体对各种营养素的需求都发生了很大的变化，孕妈妈一定要均衡饮食，并合理正确地补充孕期所需的各种营养素，才能满足身体所需，保证宝宝的健康发育。

第 15 问：第一次正式的"大产检"该怎么做？

正常情况下，孕妈妈在孕 12 周左右要进行第一次系统的产前检查（简称产检）。通常第一次产检也是建立《孕妇围产保健手册》（即围产期健康档案）的时间，由于不同医院的产检项目会稍有差异，在建立围产期健康档案的同时，医院需要提前计划各时间段产妇入院的情况，因此，建议孕妈妈们尽量选择在计划分娩的医院进行产检及建档。

第一次系统产检需要收集孕妈妈身体的各项基础数据，以便今后作对比，所以检查的内容多，需要时间长，且许多检查项目需要在空腹的状态下进行，孕妈妈可以根据自己的实际情况安排好当天的检查，备好食物，在完成需空腹的检查后，及时补充能量，再做其他检查，以免发生低血糖。此外，第一次产检时，医生会详细地了解孕妈妈的既往病史、夫妻双方的家族遗传史及健康状况等，以判断妊娠风险及出生缺陷风险的高低，所以一定要配合医生的问诊，如实告知，最好能和准爸爸一同参加这次重大的系统产检。

第 16 问：第一次"大产检"的内容主要有什么？

第一次系统产检的内容主要包括：测量身高、体重、血压，进行血液检查、尿液常规检查、妇科检查、B 超检查、孕妈妈心电图及宝宝胎心音检查等。其中，血液检查包括基本的空腹血糖、血脂、血型、凝血功能检查，肝、肾及甲状腺功能检查，肝炎及其他感染性疾病的筛查等；尿液常规检查主要看尿蛋白、酮体是否正常，是否存在潜血等。

孕早期 B 超检查胎儿颈后透明带（NT），可帮助筛查胎儿是否患有染色体疾病及身体结构畸形的风险，如 NT 检查被认为是高风险，则还需要做绒毛活检或羊水穿刺以进一步诊断。

当然，并不是所有的检查都需要做，孕妈妈可以根据医生的建议进行产检。高龄、患有妊娠合并症或有过流产及不良妊娠的孕妈妈更要重视孕早期的这次系统大产检。

孕期应定期进行检查以监护各个阶段母婴的各项身体状况，及时发现问题，及时干预和治疗，是孕妈妈和宝宝安全度过孕期及顺利分娩的重要保障，请孕妈妈一定要认真对待每一次产前检查。

◆ **小贴士：孕后生活要合理调整**

为了保证孕期健康和胎儿发育地顺利进行，怀孕后，孕妈妈要尽量改变孕前不良的生活习惯，形成规律的作息时间，同时也要远离一些有害物质和有害环境。

孕妈妈居住的环境要经常清扫、通风、消毒，以减少室内的病菌和灰尘。为孕妈妈打造健康、安全、清洁的居室环境，以保证胎宝宝在良好的环境中成长、发育。

勤洗澡、换洗衣服可使孕妈妈保持清洁，促进血液循环，消除疲劳，减少生病。但孕期洗澡时应特别注意安全，孕期淋浴比盆浴更适合孕妈妈，且洗澡的水温不宜过高，洗澡时间不宜过长。

适当活动可以帮助孕妈妈减轻早孕反应，但分段休息也是有必要的。孕早期，孕妈妈宜选择一些强度小的活动，且量不宜太大，剧烈活动如搬抬重物、跳跃、过度弯腰等，容易导致孕妈妈身体不适，甚至出现流产，因此要避免。早睡早起，适当午休，既可以帮助孕妈妈保持良好的精神和体力，又可以帮助减少下肢浮肿或静脉曲张，并增加子宫供血，有利于胎宝宝的生长发育。

孕早期暂别性生活。性交能引起子宫收缩，在孕早期，胎盘还没有完全形成，强烈的子宫收缩会导致胎盘着床不稳，容易导致流产。孕妈妈要多和准爸爸沟通，这个时期应避免性生活。进入孕中期，胎儿稳定后可适当恢复性生活，但应有所节制，性交动作不可过分剧烈，并应根据情况采取合适的体位，以避免压迫腹部。总之，孕期性行为需要格外注意，要以母婴安全为首要考虑。

◆ 职场孕妈妈的"工作经"

职场孕妈妈可以根据自己身体的状况决定是否需要停止工作。一般来说，只要身体允许、工作环境安全，孕妈妈是可以继续工作的。孕妈妈在工作中，要调整好情绪，不要给自己太大压力，适当休息和运动，避免久坐和久站，尽量减少出差。坚持工作，对于孕妈妈调整身心状态会有很好的帮助。

但是孕妈妈应避免接触有毒有害化学产品，如果是工作所需，应及时向工作单位说明情况，尽量调换工作岗位，即使不能及时调整工作岗位，也应最大限度地做好防护。经常接触含铅、镉、汞等有害化学产品的孕妈妈，出现流产、死胎的概率更高。许多有毒有害化学品极易造成胎儿的先天畸形，导致出生缺陷。

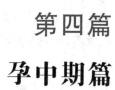

第四篇

孕中期篇

（孕 13 周—孕 27^{+6} 周）

　　孕中期也是一个需要重视的阶段，不要认为这个时期"胎像稳固"就可以掉以轻心哦！孕中期是胎儿生长发育较快的阶段。孕中期保健应注意加强营养，适当补充铁剂、钙剂，监测胎儿生长发育的各项指标（如宫高、腹围、体重、胎儿双顶径等），同时，积极预防妊娠并发症（如妊高征），做好高危妊娠的各项筛查工作，积极预防及治疗生殖道感染等。

　　本篇将对孕中期需要注意的各项事宜及相关排畸检查等作出专业、生动、易懂的解读。

亲爱的孕妈妈，恭喜你顺利攻克孕早期的各种不适，来到"孕味"凸显的孕中期啦！一起来聊聊孕中期我们都需要做好哪些事吧！

　　一、了解孕中期保健的内容，选择适合的妇幼保健或综合性医院进行定期常规产检，及时了解宝宝的发育情况和孕妈妈自己的健康状况。

　　二、做好各项排畸筛查及妊娠期疾病筛查，如有异常应及时到医院的相关科室就医诊疗。不要随意自行用药，如有需要，一定要在医生的指导下用药。

　　四、维持膳食平衡，既要保证各种营养素的合理摄入，又要管理好体重，避免体重增长过快过多。

　　五、保持良好的生活作息，保持心情舒畅，适时、适量、适当地活动，可结合自身情况选择合理的运动方式。

第1问：进入孕中期，孕妈妈的变化有哪些呢？

进入孕中期，大多数孕妈妈们的早孕反应会逐渐消失，孕妈妈食欲变好，食量增大。随着激素水平的持续变化和胎儿宝宝的快速生长，孕妈妈开始"孕味"凸显——乳房增大，并有胀痛的感觉，乳头、乳晕有色素沉着、颜色加深；有些孕妈妈的面部还会出现妊娠斑，腹部出现妊娠纹；下腹部逐渐隆起，我们常说的"显怀"了。另外，随着胎儿的增大，孕妈妈的体态也会出现一些变化，如头前伸、含胸驼背、骨盆前倾、膝盖超伸、足弓塌陷等。

第2问：孕中期的这些变化会给孕妈妈带来哪些不适呢？

进入孕中期的孕妈妈，其体态上的改变或多或少都会给她们带来一些不适。如胸部增大可能使孕妈妈易出现头前伸、含胸驼背，导致她们颈部肌肉紧张、肩颈疼痛；腹部隆起使得骨盆前倾、腹肌松弛，盆底肌肉压力过重，导致孕妈妈腰背疼痛、出现尿失禁；随着体重增加及骨盆前倾，会使孕妈妈出现足弓塌陷、膝盖超伸，导致足底和膝关节疼痛、不适。面对这些不适，孕妈妈一定要保持良好的心情，坚信这些都是甜蜜的负担，尽量调整好心态，并根据自身情况选择适时、适量、适当的运动方式进行调节和缓解。

第3问：进入孕中期，孕妈妈怎么吃才健康呢？

进入孕中期，胎儿的各个器官开始成形，发育迅速。大多数孕妈妈的早孕反应会随之消失，食欲开始变好，为了配合胎儿生长，孕妈妈要继续维持膳食平衡，保证各种营养素的充足摄入，以满足胎儿及自身的营养需求。可适当增加优质蛋白质（动物蛋白、奶制品、精瘦肉等）、不饱和脂肪酸（海鱼类、坚果类）及我们在孕早期讲到的那些"超级"营养素的摄入。

第4问：孕中期的平衡膳食要怎么做？

整个孕期里，孕妈妈的饮食都应保持多样化，避免偏食、挑食，也可选择适当的营养补充剂辅助营养需求。叶酸、碘、铁、钙的补充，除了营养补充剂外，还要充分借助富含这些营养素的食物：如深绿色蔬菜富含叶酸要常常多吃，补叶酸的同时还能补充膳食纤维，缓解便秘；各类海产品含碘丰富，补碘的同时还能摄入不饱和脂肪酸，有助于宝宝的大脑和神经系统发育；蛋类、动物血、肝脏、瘦肉、木耳等都是含铁丰富的食物，补充铁时加食一些富含维生素 C 的食物(如柑橘、西红柿、樱桃等)有利于促进铁的吸收；奶及奶制品、豆及豆制品都是含钙量较高的食物，补钙时加服维生素 D 或常晒太阳，都可以促进钙的吸收。

第5问：孕中期体重管理怎么做？增长多少才正常？

孕妈妈体重增长维持在合理范围内，能降低许多孕期并发症(如妊娠糖尿病、妊娠高血压)的发病风险，也能减少巨大儿、胎儿窘迫、新生儿低血糖等情况的发生，所以孕妈妈一定要根据自己的身体状况，做好孕期体重管理。建议孕妈妈们每周至少称一次体重(用同一个体重秤，选择同一时间点)，并准确记录。孕中期每周体重增长不超过 500 g(1 斤)。也可根据孕期身体质量指数(BMI)确定孕期体重增长范围(表 1)。

表 1　BMI 与孕期体重增长范围

BMI	单胎孕妇		双胎孕妇
	孕期体重增长总量/kg	每周增长重量/kg	体重增长总量/kg
<18.5	12.5~18	约 0.5	17~25
18.5~24.9	11.5~16	约 0.4	17~25
25~29.9	7~11.5	约 0.3	14~23
≥30	5~9	约 0.2	11~19

◆ 小贴士：孕妈补钙知多少

怀孕后，孕妈妈本身所需钙加上胎儿所需钙，身体总的需钙量要比平常多得多。如果孕妈妈摄入钙不足，可能会影响胎儿牙齿、骨骼的发育，胎儿从母体中吸取钙质后，会造成母体相对缺钙，导致孕妈妈出现腰酸腿痛，甚至还可出现软骨症等。

[孕期补钙小策略]

孕早期：钙摄入量每天不少于 800 mg，可每天饮用250 mL 鲜牛奶或酸奶，加上正常进食所摄取的钙，多晒太阳，无须额外补充钙剂。

孕中期：钙摄入量每天不少于 1000 mg，可每天饮用500 mL 鲜牛奶或酸奶(分两至三次饮用)，再额外补充钙剂约 500 mg，多晒太阳，勤锻炼即可。

孕晚期：钙摄入量每天不少于 1200 mL，可每天饮用500 mL 鲜牛奶或酸奶，除了额外补充钙剂约 500 mg，还要吃一些含钙丰富的食物。

维生素 D 能够调节钙磷代谢，促进钙的吸收，补钙的同时也要注意补充维生素 D，除了口服补充途径，晒太阳的方式也可以促进自身生产天然的维生素 D 在体内合成。

补钙最佳时间应在睡觉前、两餐之间。晚饭后半小时至睡前半小时是补钙的最佳时机，因为血钙浓度在后半夜和早晨最低，此时补钙更利于钙的吸收。补钙时要避免食用菠菜、苋菜、碳酸饮料、咖啡等，以免影响钙的吸收。

[注意] 孕妈妈补钙，不是越多越好哦！过度补钙，会使钙质沉淀在胎盘血管壁上，引起胎盘老化、钙化，分泌的羊水减少，胎宝宝头颅过硬。这样一来，宝宝无法得到母体提供的充分营养和氧气，过硬的头颅也会使产程延长，甚至生产时导致严重的问题。因此，补钙要科学，千万不要盲目补钙。

第6问：孕中期有哪些重点产检项目？

孕中期的孕妈妈定期产检频率为每隔4周检查一次，孕中期产检项目包括常规检查项目和排畸检查项目(表2)。

表2 孕中期产检项目

产检时间	常规检查项目	排畸检查项目
孕13~18周	B超检查(包括NT检测)、胎心检查、孕妈妈常规体征检查(包括体重、血压等)、常规妇科检查，血常规、尿常规、肝肾功能检查，血型、肝炎五项及其他传染病检查等	唐氏综合征筛查(一般在孕16~20周时进行)

续表2

产检时间	常规检查项目	排畸检查项目
孕18~24周	孕妈妈常规体征检查(包括体重、血压等),血常规、尿常规检查,胎心、宫高维度检查等	四维彩色超声检查无创DNA检查/羊水穿刺检查(唐氏综合征筛查结果为高风险者,须进行无创DNA检查或羊水穿刺检查进一步排畸;建议35岁以上的孕妈妈均先进行无创DNA检测)
孕24~28周	常规检查同孕20~24周;糖尿病筛查[口服葡萄糖耐量试验(OGTT)]	

第7问:什么是妊娠期糖尿病,有哪些症状?

与一般糖尿病的发病时间不同,妊娠期糖尿病是一种在孕期发生的糖代谢现象。在所有血糖偏高的孕妇中,只有20%左右是本身就患有糖尿病的(即怀孕前就患有糖尿病)。绝大多数情况下,妊娠期糖尿病在分娩过后会自然治愈,但是等到步入中老年后,这类孕妇患2型糖尿病的概率会变大。一般来说,孕期两次测出空腹晨尿糖呈阳性的孕妈妈患病的可能性极大。当孕妈妈出现以下情况时要特别警惕妊娠期糖尿病:

（1）孕妈妈年龄超过 35 岁、肥胖（BMI≥30）、有糖尿病家族史。

（2）孕妈妈出现"三多"情况，即吃得多、喝得多、尿得多。不过并非出现这些症状就意味着一定患病，因为单看这三个"多"，它们都是孕期会有的正常现象。

（3）孕妈妈被诊断出羊水过多或者胎儿巨大；或者有过巨大儿分娩史。

（4）孕妈妈体重增长过快，体重大于 90 kg 或者比怀孕前体重增长超过 20 kg 者，应及时进行妊娠期糖尿病筛查。

第8问：孕妈妈得了妊娠期糖尿病，应该注意些什么？

得了妊娠期糖尿病的孕妈妈也不要过度紧张和焦虑，绝大多数情况下，妊娠期糖尿病在分娩过后会自然恢复。妊娠"糖"妈妈们要特别注意以下事项：

（1）一定不要忽略糖尿病筛查：总的来说，高血糖致使胎儿畸形的现象主要发生在孕中、晚期。因此，在孕中期产检一定不要忽略做糖尿病筛查。

（2）确诊后尽早就医：专业的医生和营养师会给孕妈妈正确的治疗和营养指导。

（3）注意饮食：饮食的基本原则是少食多餐，出入平衡，要避免暴饮暴食导致血糖升高过快，也要防止过度饥饿导致酮体过多。

（4）控制体重，加强锻炼：无论孕妈妈血糖是否过高，怀孕之后都应该坚持适当锻炼，控制体重，锻炼方式以有氧运动为主。

（5）注意血糖监测：血糖偏高的孕妈妈可以自备家用血糖检测仪器定时监测血糖，并做好记录，尤其是餐前的血糖数值，这些资料对医生的治疗和诊断有很大的帮助。

第9问：唐氏综合征是什么？为什么要做唐氏综合征筛查？

唐氏综合征又称21-三体综合征、先天愚型或Down综合征，是由染色体异常（多了一条21号染色体）而导致的疾病，是小儿染色体病中最常见的一种。60%的患儿在胎内就会流产，存活者有明显的智力低下、特殊面容（短头、鼻梁低平、眼距宽、眼裂小、眼外侧上斜等）、生长发育障碍和多发畸形。唐氏综合征是产前出生缺陷筛查的重点项目。

唐氏综合征筛查，简称唐氏筛查，是产前筛选检查的简称，是一种特殊意义的检查方法。目的是通过化验孕妈妈的血液，检测母体血清中甲型胎儿蛋白、绒毛促性腺激素和游离雌三醇的浓度，并结合孕妇的年龄、体重、孕周等方面来判断胎儿患先天愚型、神经管缺陷的危险系数。唐氏综合征筛查结果为高风险者，须进行无创DNA检查或羊水穿刺检查进一步排畸。

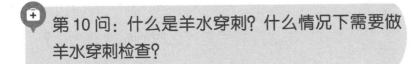

第10问：什么是羊水穿刺？什么情况下需要做羊水穿刺检查？

羊水穿刺检查是产前诊断的一种方法，一般在怀孕 18～24 周进行，在超声定位和监视下用一支很细的穿刺针经孕妇的腹壁、子宫进入羊膜腔，在无菌条件下抽取羊水后进行产前诊断。羊水穿刺检查可以进行胎儿染色体病诊断(染色体核型分析、染色体微阵列分析)，还可以检测宫内感染，如巨细胞病毒、风疹病毒和弓形虫等。羊水穿刺检查用于产前诊断已经 40 多年了，其准确性和安全性均较高。

当孕妈妈存在以下情况时医生会建议做羊水穿刺检查：

(1)孕妇高龄(年龄≥35 岁)，并且孕期唐氏综合征筛查为高风险；

(2)超声提示胎儿发育异常或胎儿有可疑畸形，如胎儿颈部透明带(NT)异常者；

(3)夫妇一方为染色体异常或平衡易位携带者；

(4)夫妇一方家族中存在已知或可疑遗传病；

(5)有不良妊娠史(如死胎、死产、新生儿死亡及畸形儿、染色体异常患儿生育史)；

(6)孕早期接触过可能导致胎儿先天缺陷的物质等。

第 11 问：羊水穿刺检查什么时间做比较合适?

羊水穿刺检查一般在孕 18~24 周进行，因为这个时期胎儿较小、羊水相对较多，胎儿漂在羊水中，周围有较多的羊水包绕，用针穿刺抽取羊水时，不易刺伤胎儿，抽取 20~30 mL 羊水时，抽取量只占羊水总量的 1/20，不会导致子宫腔压力骤然变小而流产。而且这个时期羊水中的活力细胞比例最大，细胞培养成活率高，可供制片、染色，做胎儿染色体核型分析、染色体遗传病诊断，也可用羊水细胞 DNA 作出基因病诊断、代谢病诊断。

第 12 问：无创 DNA 检查是什么? 可以替代羊水穿刺检查吗?

孕妈妈的外周血血清中有 1%~5% 的 DNA 是来自胎儿的，对孕妈妈外周血中胎儿 DNA 的测序分析，是这项无创产前检查技术的基础。无创 DNA 检查是近几年兴起并且广泛应用于临床的一种胎儿先天性染色体畸形的筛查手段，是一种对于相对精准的染色体畸形筛查手段。无创是因为区别于既往的产前诊断方式，即羊水穿刺、绒毛活检等有创手段，只需抽取极少量母体外周血，通过实验室检查做 DNA 检查，所以只是相对无创的检查。现阶段无创 DNA 检查的准确率虽然达到 90% 以上，但无创 DNA 检查是筛查手段而不是诊断标准。对于染色体畸形的诊断，还需要借助于羊水穿刺、染色体核型分析、脐带血穿刺或绒毛活检作判断。

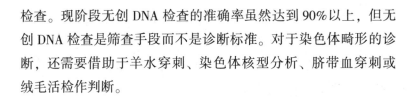

第 13 问：超声检查在孕中期(孕 20~26 周)能够发现的胎儿畸形有哪些?

在孕中期(孕 20~26 周)，胎儿处于比较好的观察状态时，超声能够检出的畸形有：

(1)神经系统畸形(无脑畸形、露脑畸形、脑及脑膜膨出、脊柱裂、脑积水等)；

(2)颜面部畸形(唇腭裂、无眼畸形、小下颌畸形，耳畸形、外鼻畸形等)；

(3)先天性心脏畸形(体静脉异位连接、肺静脉畸形引流、房室管畸形等)；

(4)胸部畸形(肺发育不良、肺囊腺瘤、隔离肺、膈疝、胸腔积液等)；

(5)消化系统畸形(消化道道闭锁、胃出口梗阻、肠重复畸形、肝脾畸形等)；

(6)泌尿生殖系统畸形(肾不发育、异位肾、多囊肾、后尿道畸形、膀胱外翻等)；

(7)腹壁缺陷畸形(脐膨出、腹裂、泄殖腔外翻、羊膜带综合征等)；

(8)骨骼系统及肢体畸形(致死性侏儒、软骨不发育、成骨发育不全、肢体屈曲症等);

(9)双胎及多胎妊娠与胎儿畸形(连体双胎、TRAP、TTTS、TAPS、双胎之一死亡等);

(10)胎儿水肿及肿瘤(颅内肿瘤、颈部淋巴水囊瘤、心脏肿瘤、肾肿瘤、骶尾部畸胎瘤等)。

需要特别说明的是,超声也只是一种筛查的方法,受多种因素的影响,无法准确检出所有胎儿畸形。

第14问:什么时候会出现胎动?胎动异常怎么判断?

胎动是指胎儿在孕妈妈子宫里的躯体活动,胎儿活动时触碰到子宫壁,孕妈妈就会感知到胎动,胎动能反映胎儿在宫内的生长发育情况。孕妈妈通常会在孕中期(孕18~20周)感知到胎动。当孕妈妈感知到胎动后,最好每天的早、中、晚各监测一次胎动。每次监测一个小时,计数一个小时内的胎动次数,每次计数时注意,胎儿动了一次就记为一次胎动,如果胎儿一下连续动了很多次,仍记为一次胎动。将3个时间段的胎动次数相加再乘以4,就是12小时胎动次数。

12小时胎动次数大于30次为正常,少于20次(或每小时小于3次)则为胎动过少,提示胎儿可能缺氧;若每小时胎动次数大于10次,则为胎动过频,也可能是胎儿早期缺氧的表现;若急速连续胎动后,突然停止,很可能是因为胎儿脐带打结或绕

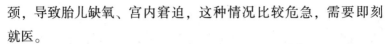

颈，导致胎儿缺氧、宫内窘迫，这种情况比较危急，需要即刻就医。

孕妈妈一定要对各种胎动异常的情况提高警惕，如果发生，须及时就医。

第 15 问：孕期出现皮肤瘙痒是怎么回事？

孕期发生皮肤瘙痒的原因有很多，可能与过敏、皮肤干燥、激素水平变化等有关。孕妈妈需要警惕的是妊娠期肝内胆汁淤积症引起的皮肤瘙痒及黄疸。

妊娠期肝内胆汁淤积症是一种特发于孕中、晚期的疾病，以无皮肤损害的皮肤瘙痒为主要特点，瘙痒开始于手掌、脚掌及肢体远端，之后向近端扩展，严重者可累及面部、颈部及耳部，瘙痒可为持续性也可为间断性，可为全身性也可为局限性，程度可轻可重，轻者不影响日常工作，中、重度瘙痒可影响患者睡眠，且多数患者瘙痒在夜间加重。妊娠期肝内胆汁淤积症虽然是一种良性疾病，但对胎儿可能产生严重影响，导致早产、胎儿窘迫、新生儿窒息，增加新生儿患病率及死亡率。

孕妈妈应尽量避免接触一些过敏原，平时要保持皮肤清洁舒爽，如果有不能忍受的瘙痒，还须及时就医，寻求专业帮助。

第 16 问：孕妈妈腿抽筋是怎么回事儿？该怎么办呢？

孕妈妈腿抽筋多与其体内钙镁离子水平偏低(如缺钙)、过度劳累、寒冷、睡眠姿势不当有关。发生腿部抽筋时可根据不同的原因采取不同的措施来解除痉挛、缓解疼痛。如缺钙引发者，可适当补钙并多晒太阳促进钙的吸收利用；疲劳引发者，要注意休息，并通过轻轻按摩缓解疲劳；寒冷引发者，一定要注意保暖，避免腿部受凉；睡眠姿势不良引发者，睡觉时可借助孕妇枕，采取舒适的睡眠姿势来缓解，并且要注意适当运动，改善血液循环。孕妈妈出现腿抽筋时，可将腿轻轻伸展或勾脚，抑或轻轻抖动腿部或抬高腿以缓解痉挛和疼痛。

第 17 问：孕妈妈发生生殖系统感染怎么办？

阴道是胎儿娩出的产道，在孕期是比较脆弱的。由于激素水平的变化，孕妈妈身体的各方面，包括阴道环境本身都会发生改变。尤其是之前有炎症感染史的孕妈妈，妊娠期间合并生殖系统感染的风险较大，比如衣原体、支原体阳性，霉菌性阴道炎等。

(1)孕妈妈一旦发生生殖系统感染，一定要及时就诊，在医生指导下慎重用药，切不可自己随意使用药物，更不能滥用抗生素或激素类药物，防止药物对胎儿产生不良影响。感染期治疗一定要彻底，绝不能症状一减轻就自动停药。如果治疗不彻底，寄生在产道的致病菌很可能会在分娩时感染胎儿。

（2）为了避免治愈后再次感染，孕妈妈应特别注意个人卫生：穿纯棉内裤，一天一换，内衣裤洗后要置于太阳下暴晒消毒。尽量用流动水清洗外阴，用专用的干净毛巾擦拭。

（3）合并有妊娠期糖尿病的孕妈妈更要注意，由于不稳定的血糖因素，其自身的免疫力较弱，对于致病菌的抵抗力也更低。所以，一定要做好饮食与营养管理，并加强锻炼，保持正常的血糖水平。

第18问：孕妈妈病毒感染了，对胎儿会有影响吗？

如果孕妈妈在孕中期不慎病毒感染，一定要及时就医。如果孕妈妈感染风疹病毒，病毒可通过胎盘屏障感染胎儿，可能造成流产或死胎，还可导致胎儿发生先天性风疹综合征，引起胎儿畸形。如果感染巨细胞病毒会导致胎宝宝在宫内生长发育迟缓，引起胎儿畸形、死亡等。很多时候孕妈妈病毒感染会产生与感冒症状相似的发烧、流涕、浑身乏力等，因此，很容易与普通感冒混淆。所以当孕妈妈感觉到自己身体不适的时候，一定要及时就医检查。

◆ **小贴士：孕期超声检查知多少**

孕妈妈在整个孕期，至少需要接受几次超声检查？每次检查的目的是什么呢？

目前国际上推荐一个正常孕期至少需要接受 5 次超声检查：

第一次：孕 4~8 周，停经超声检查。明确是宫内孕还是宫外孕；估算孕周大小；明确胚胎数目、胚胎是否存活等。

第二次：孕 $11 \sim 13^{+6}$ 周，孕早期筛查。观察胎儿大体结构是否健全；测量胎儿头臀长度，再次确定孕周；测量超声软指标，如胎儿鼻骨长度(NB)、颈部透明带厚度(NT)、静脉导管血流频谱等评估胎儿染色体异常的风险；判断多胎妊娠的绒毛膜性及羊膜囊性。

第三次：孕 20~26 周，孕中期系统筛查。此次检查是观察胎儿全身各系统结构是否存在畸形，是最重要的一次超声检查，胎儿大部分较严重的畸形均能在此次超声检查中被检出。

第四次：孕 28~32 周，孕晚期筛查。是对孕中期筛查的查漏补缺；对胎儿一些迟发性畸形进行筛查；但也因胎儿过大等原因有较多局限性。

第五次：足月、出生前，产前超声评估。评估胎儿各项发育指标及估重；确认胎位、羊水等情况决定出生方式；因胎儿过大，此时胎儿畸形的检出率已很低。

◆ 孕妈妈的各种状态对宝宝的生长发育很重要

每个家庭都希望自家的孕妈妈和孩子能够健康，孕妈妈的生活习惯及身体状况、心理状态都直接影响孩子的健康成长。只要稍有不慎，就会影响胎儿的生长，导致新生儿发育不全、有新陈代谢问题，或者孕妈妈出现产后抑郁等其他不良后果。

孕妈妈的一些不良生活习惯会对宝宝造成不良影响，如我们在备孕期就强调过孕妈妈抽烟、酗酒可能会导致胎儿发育不良，出现出生缺陷，甚至死胎和自然流产；孕妈妈长时间使用手机、熬夜也会影响到胎儿的生物钟，进而影响胎儿的生长发育；孕妈妈的不良姿势，如跷二郎腿、弯腰、久站、久坐等，不仅会增加自身脊柱的压力，也会使胎儿受到压迫感觉不适。

进入孕中期，孕妈妈由于身形的较大变化(如乳房胀大疼痛、腰身增粗、体重增长过快、面部出现妊娠斑等)，加之各项激素水平变化以及各种不适症状很可能会导致孕妈妈出现情绪和心理状态上的变化。此时，作为孕妈妈坚强后盾的亲友们要及时注意孕妈妈的各种情绪反应，帮助孕妈妈度过这段特殊时期。孕妈妈也要注意自我提示，这些都是孕期正常的生理及心理反应，积极应对各种不适状态才会对自己和宝宝都有利。

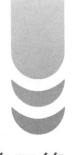

第五篇

孕晚期篇

（孕28周—分娩前）

孕晚期是胎儿生长发育最快的时期，胎儿体重明显增加，孕妈妈的身体负荷逐渐达到高峰，各种身体不适（疼痛、易疲劳、睡眠障碍等）纷纷袭来，妊娠并发症风险升高，加上分娩日期的临近，孕妈妈紧张、焦虑、兴奋又有各种担心的矛盾心理不约而至。此时胎儿生长发育监测、孕妈妈营养补充及情绪心理状态管理极为重要。孕妈妈要更好地学会自我接纳，降低各种活动和工作强度，合理减压，积极应对才会有利于自己和宝宝的健康，为顺利分娩做好准备。

亲爱的孕妈妈，恭喜你！你和宝宝一起来到孕晚期了！孕晚期的胎宝宝已经在为出生做准备了，小模样也越来越像妈妈了，孕妈妈是不是满怀欣喜又疑虑多多了呢？一起来聊聊孕晚期我们都需要做好哪些事吧！

一、了解孕晚期保健的内容，及时了解宝宝的发育情况和孕妈妈自己的健康状况。

二、选择合适的妇幼保健或综合性医院作为定期产检医院。

三、孕晚期产检频率增加，孕妈妈要及时做好每一次基本产检，并重视妊娠期高血压综合征的筛查，如有异常应及时到医院的相关科室就医诊疗。不要随意自行用药，如有需要，一定要在医生的指导下用药。

四、相比之前，孕妈妈需要更加全面、充足的营养供给，以满足胎儿的生长速度及自身的代谢需求，为分娩储存能量。

五、保持良好的生活作息，保持心情舒畅，孕晚期适当的活动和呼吸训练有助于提高孕妈妈的身体机能，帮助顺利生产。

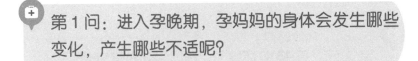

第1问：进入孕晚期，孕妈妈的身体会发生哪些变化，产生哪些不适呢？

进入孕晚期，孕妈妈已经"孕味"十足了——明显凸起的腹部，使得孕妈妈开始变得笨拙、易疲劳。部分孕妈妈挤压乳房可有稀薄的初乳出现。许多孕妈妈会在分娩前数周会感觉到不规则的子宫收缩（即假性宫缩），这种宫缩没有规律性和周期性，也极少有疼痛感，可以当作是正式分娩时的宫缩演练。还有一些孕妈妈可能在孕晚期出现耻骨分离痛和腰背疼痛：有耻骨分离痛的孕妈妈宜选择侧卧位休息，每次活动时间不宜过长，必要时可在医生的指导下佩戴骨盆矫正带；腰背疼痛的孕妈妈可以让他人辅助轻柔的按摩或热敷以缓解疼痛。

总之，孕晚期孕妈妈的身体负荷逐渐达到高峰，可以说是孕育的"攻坚期"！

第2问：孕晚期的饮食和营养该怎么安排才合理？

孕晚期胎儿的生长速度和孕妈妈自身的新陈代谢速度都达到高峰，这一阶段的营养摄入也是在为分娩储存能量。因此，孕晚期的孕妈妈相比之前需要更加全面、充足的营养摄入。饮食上要以优质蛋白质及各种矿物质、维生素含量丰富的食物为主，粗粮、细粮搭配进食，避免高糖、高盐、高热量食物。

第3问：孕晚期还需要其他特别的营养素吗？

进入孕晚期，除了叶酸、碘、铁、钙的补充，还需要注意锌和铜的补充。

孕晚期胎儿对锌的需求升高，孕妈妈要特别摄入一些富含锌的食物，如瘦肉、动物肝脏、蛋黄、豆类、花生等；若服用口服补锌剂，要避免空腹以及与牛奶同时服用。铜是妊娠期必不可少的营养物质，孕晚期胎儿对铜的需求也升高，缺铜可导致胎儿发育不良或出现出生缺陷，也可使胎膜韧性及弹性下降，使胎膜早破的风险增加，因此，孕妈妈要多摄入一些富含铜的食物，如橘子、苹果、蘑菇、红色肉类、坚果、豆类等，如有必要也可在医生的指导下补充铜剂。

第4问：孕晚期的重点产检内容有哪些？

进入孕晚期，孕妈妈的产检频率增加，一般情况下，孕28～36周为每隔2周检查一次，孕36周之后每周检查一次（表3），其间有异常情况要及时就医。

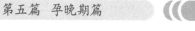

表3 孕晚期产检项目

产检时间	常规检查项目	特殊检查项目
孕28~30周	胎心检查、孕妇常规体征检查（包括体重、血压、宫高维度、腹围等）、血常规、尿常规	妊娠高血压综合征筛查
孕32~34周	孕妇常规体征检查（包括体重、血压等），血常规、尿常规检查，胎心检查及胎心监护	B超：评估胎儿体重、羊水、胎位、胎盘位置等；心电图：评估孕妇心功能情况；肝肾功能；凝血功能等
孕36~39周		B超：评估胎儿体重、双顶径及羊水、胎盘功能分级等；妇科检查：白带常规，B族链球菌（GBS）检测；肝肾功能；血脂、血糖检查等
孕40周		胎盘功能检查

第5问：妊娠高血压综合征是什么？

从定义来看，这个综合征第一是跟妊娠有关系，第二是高血压病。也就是指妊娠以后出现的血压增高、蛋白尿、水肿这些表现，我们称之为妊娠高血压综合征，是妊娠期特有的疾病多发生在孕 25 周以后，孕晚期(尤其孕 30 周以后)较常见。

对妊娠高血压综合征最早的定义为"妊娠中毒症"，就是妊娠期间各种因素导致身体出现的中毒表现，如蛋白尿、水肿、高血压。妊娠期高血压可能会导致孕妈妈胎盘功能低下，出现胎盘早剥、胎儿供养不足、生长发育受影响，甚至胎死宫内等这些严重不良后果。

妊娠高血压综合征是一个非常特殊的疾病，大多数情况下它可能只在妊娠期出现，宝宝出生以后病就好了。孕妈妈年龄超过 35 岁，孕前患有高血压病、心脏病、糖尿病、肥胖症、贫血等疾病或怀双胎、多胎的孕妈妈为妊娠高血压综合征的高发人群。

 第 6 问：妊娠高血压综合征的病因是什么？它有怎样的表现呢？

妊娠高血压综合征的病因至今还不明确。可能涉及母体、胎盘和胎儿等多种因素，包括有滋养细胞侵袭异常、免疫调节功能异常、内皮细胞损伤、遗传因素和营养因素等。但是没有任何一种单一因素能够解释所有妊娠高血压的发病原因和机制。

妊娠高血压综合征的三大临床表现：

［高血压］血压 ≥ 140/90 mmHg，或比平时基础血压高出 30/15 mmHg；

［蛋白尿］尿蛋白测定超过"＋"，或 24 小时尿蛋白定量 ≥ 0.3 g；

［水肿］孕妈妈出现凹陷性水肿，以脚踝、小腿、大腿、背部、面部最为明显，并且体重增长急剧，每周体重增长可超过500 g。

妊娠高血压综合征的治疗，分轻、中、重三个阶段。妊娠高血压综合征早期轻症的时候是可以控制的，到了中度和重度的时候控制起来就非常困难。因此，孕妈妈一定要重视妊娠高血压综合征的筛查，及时发现和诊断，如确诊后，通过有效休息，要保证充足的睡眠，调整饮食，控制自身体重和胎儿的体重等措施来控制或减缓病情的加重程度。也可在医生的指导下采取相应的治疗措施。

第7问：孕晚期胎动会有什么变化?

胎动可通过自我监测或 B 超监测，一般情况下，孕妈妈在孕中期即能感受有胎动，但较弱。随孕周的增加，胎动逐渐增强、次数增多，但至孕晚期、接近足月时，因羊水量的减少和空间的相对狭小，胎动可能又稍微减少。胎动计数是监测胎儿宫内情况的一种最安全、最简单的方法。孕晚期开始，孕妈妈一定要重视胎动的自我监测，坚持记录每天的胎动数，不仅有助于监测胎儿在子宫内的健康状况，还有助于增强孕妈妈和胎儿的感情。

第 8 问：什么是胎心监护？有什么临床意义？

胎心就是胎儿的心跳。胎心监护检查是产科的重要检查，也是孕晚期常规检查项目之一，是利用超声波的原理监测胎心率(FHR)和胎心基线变异(FHR 变异)及宫缩压力，对胎儿在宫内的情况进行监测。胎心监护图，简称胎监图，医生可以通过胎监图上显示的胎儿心率曲线和宫缩压力曲线来判断胎儿在宫内的情况。

正常胎心率为 110～160 次/min。如果监测胎儿胎心率>160 次/min，或胎心率<110 次/min，提示胎儿可能有宫内缺氧的表现；如果胎心率<100 次/min，提示胎儿宫内窘迫。

第 9 问：胎儿宫内窘迫是什么？如何早期发现？

胎儿在子宫内因急性或慢性缺氧，出现危及其健康和生命的综合症状，称之为胎儿宫内窘迫(胎儿宫内窒息)，主要发生在孕晚期(临产前)，是当前剖宫产的主要适应证之一。可分为急性胎儿窘迫与慢性胎儿窘迫。

急性胎儿窘迫主要发生于分娩前至分娩期，多因脐带因素(如脐带脱垂、绕颈、打结等)、胎盘早剥、宫缩过强且持续时间过长及产妇处于低血压、休克等而引起，临床表现为胎心率改变，羊水胎粪污染，胎动过频，胎动消失及酸中毒。①急性胎儿宫内窘迫初期，可先表现为胎动过频（每小时胎动次数大于10次），继而转弱及次数减少，进而消失。②胎心率变化：孕妈妈心率不快的情况下，胎心率>160次/min，尤其是>180次/min时，为胎儿缺氧的初期表现；胎心率<120次/min，尤其是胎心率<100次/min时，为胎儿危险征；出现胎心晚期减速，变异减速和（或）基线缺乏变异，均表示胎儿窘迫。③羊水胎粪污染，经过约10分钟的胎心监护有异常发现者，也应诊断为胎儿宫内窘迫。

慢性胎儿窘迫多发生在妊娠末期，往往延续至临产并加重，其原因多因孕妈妈全身性疾病或妊娠期疾病引起胎盘功能不全或胎儿因素所致，临床上除可发现母体存在引起胎盘供血不足的疾病外，随着胎儿慢性缺氧时间延长而发生胎儿宫内发育迟缓。慢性胎儿窘迫的诊断可通过胎盘功能检查、胎心监测、胎动计数、羊膜镜检查等进行诊断。

无论是急性还是慢性胎儿宫内窘迫，胎动异常均是胎儿窘迫的重要指标，进入孕晚期，孕妈妈一定要重视每日定时监测胎动，做好胎动计数，这对于胎儿的安危评估起着至关重要的作用，各位孕妈妈可不能偷懒哦！

第 10 问：如何计算预产期？

预产期计算的常用方法如下：

（1）根据末次月经计算：末次月经日期的阳历月份加9或减3、日期加7，为预产期。末次月经日期的阴历月份加9或减3、日期加15，为预产期日。孕妈妈也可以从末次月经第一天起向后推算到第280天就是预产期。

（2）根据胎动日期推算：如果记不清末次月经日期，可以依据胎动日期来进行推算。一般孕妈妈能感知到胎动的时间是孕18~20周。计算方法为：初产妇是胎动日加20周；经产妇是胎动日加22周。

（3）根据基础体温曲线计算：将基础体温曲线低温段的最后一天作为排卵日，从排卵日向后推算264~268天，或加38周。

（4）根据B超检查推算：医生做B超时测得胎头双顶间径、头臀长度及股骨长度即可估算出胎龄，并推算出预产期（此方法大多作为医生B超检查诊断应用）。

（5）从孕吐开始的时间推算：早孕反应孕吐一般出现在怀孕6周末，就是末次月经后42天，由此向后推算至280天即为预产期。

第 11 问：孕晚期的运动和睡眠要怎样安排才合理？

孕晚期适当的运动有助于提高孕妈妈的身体机能，帮助孕妈妈愉悦心情，提高睡眠质量。

运动时要避免负重及剧烈运动，也不宜长时间行走、久坐、久站；运动方式要以舒缓的有氧运动为宜。

孕晚期孕妈妈由于胎动频繁、尿频、有分娩焦虑及其他身体不适，如膈肌受压导致呼吸不畅、有耻骨分离痛及腰背疼痛等情况，孕妈妈的睡眠质量可能会下降。但孕妈妈一定要保持良好的睡眠及作息习惯，这对宝宝出生后的作息习惯养成十分重要。胎动频繁时，要让自己先放松情绪，还可以对宝宝做些胎教安抚；尽量少食刺激性、利尿性食物，睡前饮食要清淡；睡觉时也可选用孕妇专用的护腰枕来缓解各种躯体不适；呼吸不畅时可适当垫高睡枕，或去半坐卧位，也可进行一些呼吸训练帮助缓解。总之，应对孕晚期睡眠质量下降，有许多小办法，孕妈妈一定保持心情上的放松，面对困难、焦虑和恐惧时，要多与家人、朋友沟通。

第 12 问：胎位不正是怎么回事儿?

正常胎位是指"枕前位"，即胎儿纵轴与母体纵轴平行，胎儿头部俯屈在骨盆入口，颏部贴近胸部，脊柱前弯，四肢屈曲交叉于胸前，形状类似椭圆。除此之外的其他胎位均属于胎位不正，若得不到纠正，在分娩时可导致难产，甚至危及母婴生命。孕 30 周前，胎儿可通过自我转动变成正常胎位。孕 30 周后，可通过膝胸卧位来纠正。注意：若 B 超提示有脐带绕颈，则不宜采用该体位。

小贴士：膝胸卧位的正确摆放姿势

膝胸卧位是矫正孕妇胎儿体位的方法，孕妈妈衣着宽松、心情放松、排空小便，在早晨起床或者晚上睡前进行：孕妈妈跪于床上，大腿与床面垂直，身体俯向床面。

每天 2~3 次，刚开始每次保持姿势 2~3 分钟，以后逐渐延长至每次 10~15 分钟，连续做一周后复查。膝胸卧位可使胎臀退出盆腔，有助于借助胎儿的重心改变，使胎头向下、胎臀向上，达到矫正胎位的目的。

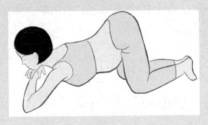

膝胸卧位

第 13 问：临产前孕妈妈需要做好哪些准备工作？

[心理准备] 产期将近，孕妈妈首先要做好的是自己的心理准备，保持心态平和，避免紧张焦虑。

[身体准备] 分娩前的一段时间里孕妈妈一定要保证营养摄

入，保存体力，避免过度劳累及生病，尽量让自己休息好，以保证良好的身体状态应对分娩。

[物品准备] 孕妈妈要提前准备好入院生产所需的所有物品，包括必需的证件：孕产保健手册、身份证、医保卡等；各种必需的物品：待产衣物、洗漱用品、新生儿必需品等。

第 14 问：孕妈妈的临产征兆有哪些？

[宫缩] 进入孕晚期，孕妈妈可能会感到腹部发紧，有一阵一阵的坠胀感，多在夜间出现，每次出现的时间长短不一，没有规律性，也多无痛感，这是一种假性宫缩，可以理解为正式宫缩的演练，此时孕妈妈要注意休息，避免刺激腹部。如果宫缩的感觉越来越明显，间隔时间越来越短（从 10 分钟发生一次宫缩，缩短到 5~6 分钟即出现一次宫缩），持续时间越来越长（常大于 30 秒），伴随疼痛感越来越强烈，则提示已出现规律宫缩，是临产的征兆了。

[见红] 在分娩前 24~48 小时内（少数也发生在一周内），因宫颈内口附近的胎膜与该处的子宫壁剥离，毛细血管破裂有少量出血并与宫颈黏液栓相混合经阴道排出，即见红。通俗地说就是阴道有少量出血，是分娩启动的可靠指征。

[破水] 破水又称胎膜早破，即临产前发生胎膜破裂，孕妈妈可感觉阴道内有尿样液体流出，有时仅感觉外阴较平时湿润。胎膜早破可引起早产、胎盘早剥（胎儿未娩出胎盘部分或全部剥

离)羊水过少、脐带脱垂、胎儿窘迫和新生儿呼吸窘迫综合征，增加孕妇及胎儿感染率。因此，出现破水时须立即就医。

第15问：孕妈妈什么时候要立即到医院去待产？

孕妈妈在没有妊娠合并疾病的前提下，孕妈妈选择去医院待产的时机是：出现胎膜早破、规律宫缩、见红。

当孕妈妈出现胎膜早破时，应立即平卧并抬高臀部，禁止直立行走以防脐带脱垂，并尽快赶往医院。

当对于已经足月（超过孕37周）的孕妈妈出现胎膜早破时，常是即将临产的征兆，入院后，孕妈妈接受检查，如果宫颈已成熟，可以进行观察，一般在破膜后12小时内自然临产，若12小时内未临产，可予以药物催产。在此期间孕妈妈须绝对卧床休息，如果胎儿未入盆还需抬高臀部，严密观察羊水性状。孕妈还需认真感觉胎动，及时发现胎儿是否有宫内缺氧的发生，同时要好好配合医生，争取顺利分娩。

对于未足月的孕妈妈出现胎膜早破可采取保胎治疗，在病情允许的情况下积极保胎，尽量接近足月后再分娩。

第16问：为什么会发生胎膜早破呢？

发生胎膜早破主要有以下原因：

（1）生殖道感染：病原微生物上行性感染，可引起胎膜炎，使胎膜局部张力下降而破裂。

（2）羊膜腔内压力增高：如双胎妊娠、羊水过多及妊娠晚期同房等。

（3）胎膜受力不均：如头盆不称、胎位异常等。

（4）孕期营养素缺乏：缺乏维生素 C、锌及铜，可使胎膜抗张力能力下降，易引起胎膜早破。

第17问：什么情况下需要提前入院待产？

在一些特殊情况下，孕妈妈必须在医生建议下提前入院待产：

（1）孕妈妈有妊娠并发症、合并症：妊娠高血压综合征、妊娠期糖尿病、心脏病、病毒性肝炎、贫血、阑尾炎、前置胎盘等；

（2）医生检查确定，孕妈妈骨盆及软产道有明显异常不能经阴道分娩者；

（3）胎位不正，如臀位、横位、多胎妊娠者；

（4）经产妇有急产史者、剖宫产史(瘢痕子宫)者。

第 18 问：什么是自然分娩？自然分娩有哪些好处？

自然分娩，又称顺产，是指胎儿经阴道娩出的分娩方式。这种方式是人类繁衍中正常的生理过程和本能行为，具有诸多好处：

对妈妈而言，自然分娩产后妈妈的恢复更快，一般生产当天就可以下床走动，2~3天就可以出院，入院的各项花费也较少。自然分娩时的宫缩反应及激素作用可促进产程进程及产后乳汁分泌，有利于尽早哺乳及母婴情感的早建立，也有利于孕妈妈子宫复旧。对于爱美的孕妈妈来说，顺产仅有会阴部位的伤口，并发症少，身材恢复也相对较快。

对宝宝而言，自然分娩过程中的宫缩及产道挤压，有助于胎儿呼吸道内羊水及黏液的排除，有利于新生儿肺功能的发育，并降低新生儿吸入性肺炎的发生率；可使胎儿从母体获得免疫物质，对于增强新生儿免疫力有一定的好处；可使宝宝皮肤神经末梢经刺激得到按摩，对其运动协调能力、性格及智力的发育也有促进作用。

总而言之，经阴道分娩是自然而且符合生理的分娩途径，产妇分娩后能迅速康复，新生儿能更好地适应外界环境。

第 19 问：什么是剖宫产？剖宫产有哪些利和弊？

剖宫产是经腹切开子宫取出胎儿的手术，是解决各种原因所致孕妈妈不能从阴道分娩，必须施行剖宫手术才可以挽救母婴生命的重要手术方式。只有有明确剖宫产的手术指征时，医生才会建议孕妈妈选择剖宫产。

尽管施行选择性剖宫产手术，可于宫缩尚未开始前进行手术，可以免去母亲遭受阵痛之苦，有妊娠并发症的产妇采用剖宫产术终止妊娠，也可以减少对疾病新生儿的影响。但是剖宫产手术中发生出血、术后血栓形成、感染，以及再次妊娠发生切口妊娠、前置胎盘、瘢痕子宫导致子宫破裂等并发症的概率较自然分娩要高。而且经过剖宫产分娩的新生儿，由于未经历规律宫缩和产道挤压，其并发呼吸系统功能异常、新生儿吸入性肺炎、窒息及发生弱视的概率高于自然分娩新生儿，抵抗力也要低于阴道生产新生儿。

无医学指征的剖宫产不但不能降低围生儿的死亡率，反而增加了剖宫产术后并发症的发生率及孕产妇死亡率，因此不主张无医学指征者行剖宫产术。

第 20 问：什么分娩方式才是迎接宝宝最好的选择呢？

很多孕妈妈及家人，对于选择顺产还是剖宫产，总是左右为难，实际上无论是顺产还是剖宫产，都各有各的好坏，具体选择哪一种，还是要根据孕妈妈的实际情况而定。

剖宫产是在顺产条件不具备的情况下才必须做的选择：如孕妈妈骨盆条件不利于顺产；年龄超过 35 岁并有产科合并症可能导致难产；有妊娠并发症的出现（如有较严重的妊娠高血压综合征、妊娠期糖尿病等）；孕妈妈心脏功能不良，有先天性疾病；有传染性疾病，如乙型肝炎、阴道的性病感染；第一产程延长，宫口开不全，羊水早破等情况。

对于身体条件各方面较好的产妇，建议尽量顺产的方式，自然分娩对宝宝和孕妈妈都有诸多好处。

◆ **小贴士：拉玛泽分娩呼吸法**

拉玛泽分娩呼吸法是一种分娩前的呼吸训练方法，也被称为心理预防式的分娩准备法。这种方法的训练，从孕 28 周开始一直到分娩前，通过学习呼吸技巧及对神经—肌肉的控制，可以让孕妈妈在分娩时将注意力集中在对自己的呼吸控制上，从而转移疼痛，适度放松肌肉，对于增强分娩信心，以及在产痛和分娩过程中保持镇定，加快产程降低会阴损伤率均有较好的帮助。

拉玛译分娩呼吸法主要包括以下几种呼吸法：

[胸部呼吸法] 用鼻子深吸一口气，宫缩时开始吸气、吐气，反复进行，直至阵痛停止，恢复正常呼吸。(应用时间：分娩开始至宫口开 3 cm 左右时。)

[嘻嘻轻浅呼吸法] 完全用嘴吸气、呼气。首先用嘴吸一小口气，保持轻浅呼吸，吸入及吐出的气量相等，发出类似"嘻嘻"的声音。宫缩增强时呼吸加快，宫缩减弱时呼吸减慢。一次呼吸练习时间由持续 20 秒逐渐延长至 60 秒。(应用时间：宫口开 3~7 cm 时。)

[喘息呼吸法] 用力呼气后，深吸一口气，接着像吹气球一样快速做 4~6 次短呼气，呼气强度比嘻嘻轻浅呼吸还要浅，也可以根据宫缩强度变化调节呼吸速度。一次呼吸练习时间由持续 45 秒逐渐延长至 90 秒。(应用时间：宫口开 7~10 cm 时。)

[哈气运动] 宫缩开始时，深吸一口气，然后短有力地哈气，可轻轻吐气 1~4 次，接着像吹蜡烛一样一次吐出所有的气。孕妈妈以喘息的方式快速、连续地呼吸，直至不想用力为止。每次练习时间须达 90 秒。(应用时间：宫口开 10 cm 开始，一直到胎儿娩出。此时孕妈妈有想向下用力的感觉，但要遵医嘱不要用力，以免造成会阴裂伤。)

[闭气运动] 宫缩开始时深吸一口气，随后屏气，向下用力。孕妈妈保持下巴前缩，略抬头的姿势。换气时，继续保持原姿势，马上呼气，接着快速吸满一口气，然后憋气，向下用力。每次至少持续 60 秒用力。(应用时间：宫口开全，可看到胎儿头部。)

◆ 聊聊妊娠期抑郁那些事儿

妊娠期抑郁是指孕期发生的以悲伤、空虚、胃口与睡眠变差、注意及记忆力下降、对事物丧失兴趣、出现自杀念头等为主要表现的一类疾病。导致妊娠期抑郁的因素有许多，主要包括生理因素及社会心理因素：生理因素主要是由于怀孕期间孕妈妈体内激素水平的迅速变化；各种社会心理因素，如遭遇重大的生活变故、经济困难、缺乏社会支持等，都是妊娠期抑郁发生的主要危险因素。

亲爱的孕妈妈如果你：①心情低落；②有以下症状中的四种以上(对日常生活的兴趣下降或缺乏；精力明显减退或极易感到疲劳，休息也不能缓解；出现睡眠困难或总是睡不醒食欲改变；易怒或情绪易波动；难以集中注意力；有自残或自杀的想法；自觉思考能力显著下降；觉得自己很糟或觉得自己很失败等)；③这些症状持续两周以上；④对你的生活、工作造成困扰。这四点都符合，则提示你可能有妊娠期抑郁，请一定要及时就医。

妊娠期抑郁很常见，它不仅影响孕妇自身的健康及婚姻、家庭，还会对胎儿的情绪、行为、智力、认知能力的发展带来不良影响。研究显示约有20%的孕妈妈在怀孕期间会出现一些抑郁症状，其中10%左右的人甚至可能发展为临床抑郁症。理性认识妊娠期抑郁，帮助准妈妈们渡过难关，是每个家庭都需要关注的问题。

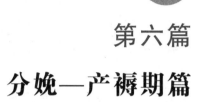

第六篇

分娩—产褥期篇

（分娩—产后6~8周）

从分娩到进入产褥期，新妈妈无论是生理上，还是心理上都面临巨大的变动与挑战。在这个阶段，对妈妈的营养支持、心理支持及行为支持都格外重要。新生命的降临，需要妈妈和宝宝的共同努力，更需要爸爸的全力守护。

十月怀胎，一朝分娩，孕妈妈终于要卸下这个甜蜜的"负担"了。——这是一段痛并快乐着的旅程。一起来聊聊分娩—产褥期我们都需要做好哪些事吧！

一、做好临产前的准备工作：心理准备、身体准备和各种物品准备。

二、选择定期产检的妇幼保健或综合性医院作为分娩医院。

三、选择合适的分娩方式，在分娩中做好配合，正确缓解分娩时的生理疼痛及心理压力。

四、合理安排产褥期的饮食、营养与康复训练，科学地"坐"好月子，做好产后康复。

第1问：剖宫产手术的过程是什么？

第一步：麻醉和消毒。医生首先会用胎心仪听一听胎儿的心脏跳动情况，注入麻醉药后，医生开始为产妇消毒腹部，铺无菌单。

第二步：选择切口方式。根据胎儿在子宫的位置选择适当的切口方式，一般分为横切或纵切。纵向切口出血量会相对较少，并且可以使胎儿更快地分娩出来，但是不利于母亲再次怀孕时采用顺产的方式。

第三步：切开腹壁。医生会用手术刀将产妇的腹部剖开，从产妇的腹部表皮到包裹胎儿的羊水膜一共需要切开7层。

第四步：拉出子宫。在将产妇的腹膜切开以后，医生会直接伸入腹腔，仔细检查产妇的子宫、胎儿以及附近的器官，如果没有异常情况，医生就会将子宫托出至切口部位，为了防止出现大出血的情况，医生会在产妇的子宫和切口边缘之间堵塞灭菌纱布或者加压。

第五步：切开子宫。医生会将产妇的子宫一层一层地切开，从子宫中取出胎儿。

第六步：缝合子宫和腹壁。医生一层一层地缝合切开的7层组织，在缝合完毕之后，将伤口进行消毒、包扎。

以上就是剖宫产的全过程了，是不是觉得当妈妈很难了呢？但是，相信当宝宝出生的那一刻，妈妈就会觉得什么苦难都是值得的。

剖宫产手术后需注意保持伤口的皮肤清洁、卫生，一般拔除尿管后就可以适当下床活动了，多活动有利于伤口恢复及恶露排出、子宫恢复。剖宫产术后 6 个小时可以喝少量流质饮食，排气后可以适当改为半流质饮食，如粥类、蔬菜、面条、鸡蛋羹等，排便后即可恢复正常饮食。

第 2 问：自然分娩的过程是什么？

正常的自然分娩过程包含三个产程：

[第一产程] 第一产程又称为"宫颈扩张期"，是指从规律宫缩开始到宫口完全扩张(即开 10 指)。宫口扩张及胎头下降速度在宫口扩张 5 cm(即开 5 指)之前的进程较慢，之后明显加快。胎膜多在加快后破裂，这个产程是孕妈妈腹痛感觉程度最强的阶段，并伴有强烈的解大便感。

[第二产程] 第二产程又称为"胎儿娩出期"，是指从宫口完全扩张到胎儿娩出。此产程孕妈妈的宫缩最频繁，疼痛感可能较上一产程有所减轻，宫缩时孕妈妈会有不自主想向下用力排便的感觉。

[第三产程] 第三产程又称为"胎盘及胎膜娩出期"。胎儿刚娩出时，孕妈妈会稍感轻松，腹痛感及宫缩即刻减轻，数分钟后，仍感到轻微腹痛伴有少量阴道流血，随后胎盘剥离娩出。

第3问：自然分娩的孕妈妈如何做好分娩中的配合？

通常情况下第一产程的时间最长，也是孕妈妈最难熬的阶段。这一产程，医生会每隔15分钟为孕妈妈听一次胎心，并监测宫缩情况、宫颈扩张程度及胎头下降情况。此阶段是孕妈妈养精蓄锐的时候，除了配合医生做好各项检查，孕妈妈一定要保存体力、稳定好情绪，慢慢适应强烈的宫缩痛。面对强烈的宫缩痛，孕妈妈一定不要大喊大叫、又蹬又踹，这样既消耗体力又增加心理压力；宫缩间歇少量多次进食高热量、清淡、易消化的食物，如果没有胎膜早破，宫缩间歇孕妈妈可离床稍微活动，增加胎头对宫颈的压力，加速产程。

第二产程的时间相对较短，这可是孕妈妈"大显身手"的时候。随着宫口开全，宫缩痛会有所减轻，孕妈妈在助产医生/护士的指导和帮助下上产床，摆好体位。听从助产医生/护士的指令，宫缩时屏气用力促进抬头慢慢下降，宫缩间歇正常呼吸或张口哈气，全身放松休息，也可进食高热量流质食物补充体力。这一产程中，助产医生会为孕妈妈做好全程的胎心监测及分娩指导，这期间如果突然出现胎心异常，或评估后有胎儿宫内窘迫的风险，医生可能会使用器械促进分娩，甚至进行急诊剖宫产手术结束分娩。

第三产程是孕妈妈历经苦难后初见喜悦的时刻。在妈妈和宝宝的共同努力下，宝宝终于出世了，在医生为宝宝处理好鼻腔、脐带，做好清洁、称重、常规查体后，会将宝宝第一时间送入妈妈的怀里。这样的早接触，对妈妈来说真是巨大的安慰。这个产程虽然较短，但妈妈也要做好分娩最后的配合，完成胎盘娩出、软产道检查、会阴缝合。

顺利经过这三个产程后，孕妈妈需要完全地放松和休息、补充营养，和宝宝亲密接触，为接下来的早开奶做好准备。

第 4 问：如何缓解剧烈的宫缩痛？

进入产程后，每一次宫缩都意味着距离宝宝的到来更近了一步。剧烈的宫缩痛就像浪潮一样涌来，阵阵痛感向下腹、腰背扩散，并附和着排便感，这种宫缩痛是为宝宝出生做准备。怕疼的准妈妈可以了解一下以下几种方法，也许能帮助缓解一些宫缩痛。

[分娩镇痛] 分娩镇痛又称"无痛分娩"，是使用各种方法使分娩时的疼痛减轻，减少分娩时的恐惧和产后的疲倦，让孕妈妈在时间最长的第一产程得到休息，积攒体力，当宫口开全时，而有足够的力量完成分娩。

[音乐理疗] 研究发现，音乐可以缓解孕妈妈分娩时的紧张情绪，减轻宫缩时的阵痛。

[分散注意力] 当阵痛越来越频繁的时候，孕妈妈不妨想象一下宝宝出生时的美好场景，或者看看报纸、电视，走一走，聊聊天，尽量不要去想"疼"这个字。

[准爸爸的鼓励与支持] 当宫缩开始时，准爸爸要提醒孕妈妈做均匀的腹式呼吸，并随时说一些鼓励和安慰的话，不要让她感到孤立无援。也可以帮忙孕妈妈做一些按摩以缓解疼痛，如按摩腰背部、肩部、颈部、大腿、手脚等。

[积极的自我暗示] 孕妈妈一定要稳定好自己的情绪，坚定信心，告诉自己"我一定可以的""一切都会顺利的""马上就要和宝宝见面了"，积极的心理暗示会给孕妈妈带来强大的支持。

第5问：什么是滞产?

滞产是指总产程（即从规律宫缩开始至胎儿、胎盘娩出时间）超过24小时。包括以下几个时期的延长：

第一产程潜伏期延长：从规律宫缩开始至宫颈口扩张3 cm称为潜伏期。初产妇潜伏期正常约8小时，最长不超过16小时，超过16小时者为潜伏期延长。

第一产程活跃期延长/停滞：从宫颈口扩张3 cm开始至宫颈口开全称为活跃期。初产妇活跃期正常约4小时，最长不超过8小时，超过8小时者为活跃期延长。进入活跃期后（宫颈口扩张3~5 cm），宫颈口不再扩张，停滞扩张时间达2小时以上者为活跃期停滞。

第二产程延长：第二产程初产妇超过2小时，经产妇超过1小时尚未分娩者为第二产程延长。

第二产程停滞：第二产程达1小时，胎头下降无进展者为第二产程停滞。

胎头下降延缓/停滞：活跃晚期至宫口扩张 9～10 cm，胎头下降速度每小时少于 1 cm 者为胎头下降延缓。胎头停留在原处不下降达 1 小时以上，称为胎头下降停滞。

滞产因产程延长，产妇容易疲劳，产后子宫收缩乏力，往往会造成产后出血，甚至母子双亡。滞产主要因产力异常、产道异常、胎儿或胎位异常所引起，可通过缩宫素等加强宫缩、产钳助产、紧急剖宫产等方法治疗。

第 6 问：导致滞产的原因有哪些？如何避免？

[心理性因素] 孕妈妈对分娩有顾虑及恐惧，精神过度紧张，将假宫缩当作正式临产，致使大脑皮层兴奋疲劳，影响正常的子宫收缩。子宫收缩力异常是发生滞产的重要原因。

[生理性因素] 双胎、羊水过多、巨大胎儿等使子宫壁过度伸展，子宫肌纤维失去正常收缩力；子宫曾有急慢性感染、子宫肌肉发育不良、子宫畸形、子宫壁间肌瘤等。高龄初产妇因宫颈坚硬，不宜开放。

[胎位异常] 如横位、头盆不称、盆腔肿瘤等使胎先露压迫受阻，不能有效压迫子宫下段及子宫颈部，不能引起有力的反射性子宫收缩。

[药物影响] 应用了大量镇静药或保胎时过多使用孕激素，临产后宫缩乏力。

[其他] 孕妈妈生产过程过度疲劳，或膀胱过度膨胀可影响子宫收缩。

滞产对母、胎均不利，预防滞产要从消除上述原因着手：首先，孕妈妈要知道妊娠及分娩是正常的生理过程，消除不必要的思想顾虑和恐惧心理；其次，孕期合理饮食、劳逸结合，避免过早过多地使用镇静药物。有胎位异常者应尽早纠正。保胎时不过多使用孕激素。子宫有疾病者应在孕前积极治疗后再行怀孕。

第 7 问：产后大出血是怎么回事？

自然分娩时，胎儿娩出后 24 小时内产妇出血量超过 500 mL，剖宫产后 24 小时内出血量超过 1000 mL 者，称之为产后大出血。造成大出血的常见因素有很多，常见因素有以下几种。

[宫缩乏力] 宫缩乏力是产后出血最常见的原因。导致宫缩乏力的因素主要有：①产妇因对分娩过度恐惧而极度紧张，尤其对阴道分娩缺乏足够信心导致宫缩不协调或宫缩乏力；②分娩过程过多使用镇静药及麻醉药等而导致产后宫缩乏力引起产后大出血；③异常头先露或其他阻塞性难产，致使产程过长导致产妇极度疲劳；④产程过快、羊水过多、巨大儿及多胎妊娠使子宫肌纤维过度伸展，产后肌纤维缩复能力差；⑤多次分娩而致子宫肌纤维受损，产妇子宫肌纤维发育不良；⑥产妇贫血、有妊娠高血压综合征或妊娠合并子宫肌瘤等均可引起子宫收缩乏力。

[胎盘因素] 胎盘因素占产后大出血原因的 20% 左右。胎盘剥离不全、胎盘剥离后滞留、胎盘嵌顿、胎盘粘连及部分胎盘和(或)胎膜残留、胎盘植入等均可影响宫缩，造成产后大出血。

[软产道裂伤] 软产道裂伤为产后出血的另一重要原因，软产道裂伤包括会阴、阴道、宫颈及子宫下段裂伤。子宫收缩力过强、产程进展过快、胎儿过大、急产、会阴保护不当、阴道手术助产等均可能导致软产道裂伤。阴道严重裂伤可致大量出血。

[凝血功能障碍] 凝血功能障碍为产后出血较少见的原因。如产妇患有血液病(血小板减少症，白血症，凝血因子Ⅶ、Ⅷ减少，再生障碍性贫血等)，多在孕前已存在，为妊娠禁忌证。重症肝炎、宫内死胎滞留过久、胎盘早剥、重度妊高征和羊水栓塞等皆可影响凝血或致弥漫性血管内凝血，引起凝血功能障碍、产后流血不凝，不易止血。

第8问：新生儿产伤是什么？

新生儿产伤是分娩过程中引起的损伤，多发生在难产和手术助产操作后，常见产伤危险因素包括：先露异常、臀位产、器械助娩、头盆不称、早产、巨大儿(体重>4000 g)、肩位难产和剖宫产等。大多数的产伤可自发性恢复，只有少数需要外科手术或定期复健治疗。常见产伤有以下几种。

[产瘤] 通常发生于头位自然产，由于头皮的外伤造成表浅部位的出血性水肿，其位置不局限在一个头骨缝内，临床上不

需要任何治疗，通常 3~7 天会消失。

[头皮血肿] 较常发生于使用产钳生产的新生儿，它可以发生于颅骨任何部位，但只局限于单一骨缝内，不会超越头骨中线，大部分血肿在几周内自然消失，少部分会有钙化情形发生。

[颅骨骨折] 线性骨折是新生儿最常见的颅骨骨折，因生产时头骨受到压迫引起。大部分的单纯性线性骨折不会合并其他伤害，会自行愈合，无须治疗。

[肌肉和神经损伤] 如胸骨乳突肌损伤多因前肩娩出时过度旋转或者用力牵拉抬头引起胸锁乳头肌损伤所致，局部可有小血肿形成，血肿可于 3~7 日消失，一般无须治疗；臂丛神经麻痹多由臀位分娩时旋转或牵引头部，或头位分娩时因胎肩娩出困难而过度牵拉胎头引起，与锁骨骨折同样表现为上臂活动减少，有时也可能是锁骨骨折的同时合并发生臂丛神经损伤。

第 9 问：产褥期的妈妈身体会有哪些变化？

从胎儿、胎盘娩出，妈妈就正式进入了产褥期，这是妈妈全身各器官(除乳腺外)恢复或接近正常未孕状态所需的一段时间，一般需要 6~8 周。也俗称为"月子"或"坐月子"。这段时间，妈妈的身体会发生一系列的变化。

[子宫] 在胎盘排出之后，子宫会立即收缩，慢慢变小，位置逐渐下降，每天下降 1~2 cm，一般需要 5~6 周时间恢复到原来的大小，这个过程被称为子宫复旧。

[外阴和宫颈] 分娩会导致外阴轻度水肿、阴道腔扩大、阴道黏膜及周围组织水肿、阴道壁松弛、肌张力下降。一般产后2~3天水肿会逐渐消退。7~10天后宫颈内口关闭。产后4周左右，子宫颈恢复到正常大小。产后10天左右，除了胎盘附着面外，其他部分的子宫腔会全部被新生的内膜所覆盖。

[盆底] 分娩可导致盆底肌及筋膜弹性减弱，且常伴有盆底肌纤维的部分撕裂。盆底肌修复需要较长时间，早期进行科学的训练有助于其更好地修复。

[产后多汗] 产后多汗又称为"产褥汗"，主要是由于孕期孕妈妈为了供给胎儿之需，其体内血容量也随之增加，分娩后母体的新陈代谢下降，身体进行自我调节，向体外排出多余的水分，而出现多汗的现象，一般在产后10天左右会逐渐消失。

[产后恶露] 产后恶露是产后阴道内排出的月经样的液体(瘀血)和分泌物(黏液)，其组成主要是子宫中附着的一些坏死的组织脱落和血液。通常产后前3天排出量大(纯血色)，约一周后变为淡红色，3周后基本不含血液，变成白色或者黄白色，一个月左右即排干净。如果产后3周持续为红色恶露，须警惕并及时就医。尽早进行适度的活动，母乳喂养，有助于恶露的排出。

第10问：如何促进子宫复旧？

(1)产后应及时排尿：在产后4~6小时及时排尿，可预防膨胀的膀胱妨碍子宫收缩。

(2)产褥期应避免长期卧床：自然分娩者产后当天体力恢复后即可下床活动，早期下床活动不仅有利于身体生理机能和体力的恢复，而且能帮助子宫复原和恶露排出。

(3)坚持母乳喂养：母乳喂养不仅非常有利于宝宝的生长发育，而且宝宝的吮吸刺激会反射性地引起子宫收缩，从而促进子宫复旧，所以产后尽早哺育母乳有两全其美的功效。

(4)做好会阴部卫生：每2~3小时更换产垫、卫生棉，每日更换干净的内裤，保持良好个人卫生习惯，以防生殖道炎症的发生，影响子宫复旧。

第11问：什么是产褥感染？如何预防？

产褥感染是指分娩时及产褥期生殖道受病原体感染，引起局部和全身的炎性反应。包括会阴伤口感染：会阴部有红、肿、热、痛，会阴缝合处有脓性分泌物；子宫内膜炎感染：主要是致病菌从会阴上行性感染所致，侵犯到子宫内膜(尤其是原胎盘附着处)与子宫肌内层所导致的症状，患者会有子宫压迫所造成的疼痛感，子宫复旧不良，持续性的血性恶露和分泌物排出，有恶臭，严重时还会有高热(38.5℃~40℃)。

预防产褥感染，主要有以下几项措施：

(1)合理膳食：产后注重补充营养，不可食用辛辣刺激的食物，适当吃一些高热量及富含蛋白质、维生素的食物。产后出汗较多，要及时补充水分。

（2）保证充足睡眠：产后体质相对虚弱，充分睡眠有助体能恢复。

（3）做好清洁卫生，**避免会阴切口感染**：注意恶露的排出并勤换卫生垫，便后用温水冲洗外阴部，保持外阴部位干燥清洁，以减少感染发生。当伤口出现肿胀、疼痛、硬结，可局部采用1：5000的高锰酸钾温水溶液进行坐浴，每天2次，每次10~15分钟，也可用清热、解毒、散结中药煎液清洗伤口。会阴伤口水肿时：可用33%硫酸镁溶液进行局部湿敷。

（4）做好日常护理：新妈妈们应养成测量并记录体温的习惯，最好每天测4次体温，每次间隔4~6小时，若遇持续高热应及时就诊。同时要注意观察恶露的色、质、量以及有无异味。

第12问：月子里的个人卫生该怎么做？

月子里能刷牙、洗脸、梳头、洗头、洗澡吗？这真是个困扰中国妈妈许多年的问题。但是目前几乎所有的妇产医生、孕产指导图书、科普宣传都会倡导产后妈妈要做好月子里的个人卫生。保持良好的卫生习惯，按时按需刷牙、洗脸、梳头、洗头、洗澡等不仅有利于妈妈的身心恢复，而且对宝宝的健康成长也有很好的帮助。

妈妈产后常吃的食物大多细软，口腔本来就失去了咀嚼的自洁作用，更容易形成牙菌斑，所以要按时刷牙，但要尽量选择刷头较软的牙刷，以免伤及牙龈。梳头可以刺激头皮的血液循环，保持发根健康，妈妈可以保持跟往常一样的梳头习惯。如果会阴部没有伤口，而且疲劳状态已经恢复，妈妈随时都可以洗浴，但禁忌盆浴，淋浴时间不要太久，每次洗浴时间不要过长（以 5~10 分钟为宜），并且室温 20℃ 以上，水温 34~36℃ 最为适宜，洗后应赶紧擦干身体，及时穿好衣服，以免受凉。产后妈妈一定要根据自己的身体状况及家里的洗浴条件，做好保暖措施后再进行洗浴。

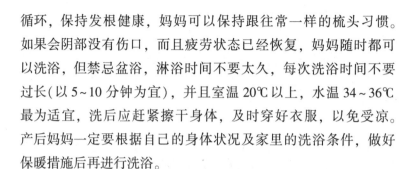

第 13 问：产褥期的饮食和营养该怎么安排才合理？

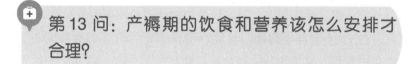

产褥期的饮食对妈妈产后身体恢复至关重要，刚分娩后的妈妈身体比较虚弱，特别需要补充营养。营养补充一方面可以促进身体各器官、系统功能的恢复，另一方面可以保证乳汁分泌充足，哺育宝宝。膳食宜清淡、易消化，食物多样不过量，保证营养均衡；增加富含优质蛋白质及维生素 A 的动物性食物和海产品，如鱼、禽、蛋、瘦肉等的摄入，选用碘盐；注意粗细粮搭配，重视新鲜蔬菜、水果的摄入；正确认识月子膳食对母乳分泌的作用，足量饮水，尽量多喝汤汁；适当增加奶类等含钙丰富的食品的摄入，合理使用营养补充剂。

第 14 问：产后妈妈如何预防生育性肥胖？

(1)尽早活动：只要身体允许，会阴无损伤，产后 6~12 小时即可下床活动，第 2 天可在室内适当走动，剖宫产产妇适当延迟开始活动的时间。产后 10 天可以做一些轻微的家务，但要注意不宜久蹲，避免用力过猛，以免腹内压增高使生殖器受损。

(2)饮食营养要均衡：饮食以清淡、富含营养的食物为主，避免过度摄入富含脂肪的食物和甜食。

(3)选择母乳喂养：宝宝频繁有效地吸吮乳房可刺激催乳素的分泌，促进子宫复旧；分泌乳汁能促进体内代谢，减少皮下脂肪的蓄积。

(4)尽早进行产后康复锻炼，加强运动：既有利于身体恢复，也可有效预防生育性肥胖的发生。

第 15 问：乳房肿胀，甚至胀痛是怎么回事？

乳房肿胀、疼痛可能与生理性乳胀、乳房水肿、乳腺炎症有关。

(1)生理性乳胀：乳房内可能没有很多乳汁，是血液、淋巴液在乳腺汇聚，为大量乳汁合成做准备。宜及早进行频繁有效的吸吮；给予轻柔按摩乳房，促进血液循环；也可用冷敷缓解疼痛。

(2)乳房水肿：可能与产前、产后大量输液等相关，按压水肿处会留下一个小坑，要等一段时间才会恢复。

(3)乳腺炎症：哺乳期间出现乳房胀痛，甚至伴有发热，很可能是乳汁淤积导致病原菌滋生，引发炎症所致。宝宝含乳姿势不正确、啃咬乳头，导致乳头皲裂，致病菌从乳头皲裂处进入、滋生，也会导致乳腺炎症引发疼痛。

第16问：得了乳腺炎该怎么办？

哺乳期妈妈要保持乳头、乳房清洁；定时哺乳，每次尽可能将乳汁排空，如乳汁过多，婴儿不能吸尽，应借助吸奶器将乳汁排空；尽量不让婴儿含乳头睡觉；哺乳后用胸罩将乳房托起，避免乳腺导管受压；饮食宜清淡，易消化，少吃荤食，忌辛辣。

乳房胀痛、感染早期，可通过按摩、加压揉推、吸通阻塞的乳腺管口促进乳汁排空，缓解症状。如果乳房红、肿、热、刺痛症状持续，且没有好转，并伴有高热、寒战，须立即去医院治疗。哺乳期乳腺炎，如果治疗不及时，很容易导致乳房脓肿，严重时甚至需要手术切开引流。治疗原则是对症治疗、抗感染，治疗期间可以配合局部热敷，缓解病情。

第 17 问: 产后康复都包括哪些内容?

实际上产后康复不仅仅是产褥期的保健项目, 更是产后需要长期进行的项目。妈妈在产后一年内都要重视身体及心理的康复保健。产后康复有利于女性产后阴道、子宫、体形、骨骼和心理方面的恢复, 越早进行, 对产妇身体恢复越好。产后康复最佳时间为顺产后 2~3 天, 剖宫产后 15 天。内容主要包含以下几个方面:

(1)**姿势训练**: 通过坐姿和站姿的练习, 调动盆底肌和核心肌群肌肉, 促进肌肉力量和耐力的恢复。

[坐姿训练] 坐在一个有靠背的椅子上, 双膝自然分开, 双脚平放在地面上, 可以在后面放一个枕头支撑后背。将身体重心落在坐骨和耻骨上, 身体挺直, 感受从后背到颈部的拉伸。保持该姿势, 吸气时打开腹腔和胸廓, 让盆底肌、核心肌群(如腹部深层肌群)和脊柱肌参与收缩; 呼气时放松身体, 保持呼吸节奏平稳。

[站姿训练] 双脚打开与肩同宽, 双手自然下垂于身体两侧, 身体挺直, 保持呼吸节奏平稳, 吸气时肋骨充分扩张, 收紧盆底肌和核心肌群, 保持这个姿势呼气, 感觉盆底肌向上提升, 耻骨以上的腹肌微微保持紧张。

(2)**呼吸训练**: 膈肌是重要的呼吸肌群, 孕期胎儿的增大会限制膈肌的运动, 呼吸训练可以帮助膈肌恢复正常的运动, 增强呼吸功能。妈妈可平躺，双膝屈曲，略分开，与肩同宽，将双手放在肋部下方和腹部，吸气时，肋骨打开，腹部鼓起，然后缓慢缩唇吐气。

（3）盆底康复训练：可学习盆底肌康复操（Kegel 运动）进行训练，具体操作时全身放松，在吸气时收缩肛门肌肉保持这种状态约 5 秒钟，慢慢呼气，同时逐渐放松肛周肌肉，如此反复。每天练习 3~5 次，每次 10 分钟。产后盆底肌容易疲劳，盆底肌训练后要注意充分的组间放松，可以根据自身的体力情况循序渐进地进行，不宜超负荷练习，否则会导致肌肉疲劳、疼痛或者痉挛。

（4）肌耐力训练：可以在产后康复师的指导下进行改良的瑜伽、基础普拉提和健身球的训练，以训练肌耐力。

建议有条件的妈妈可以在产褥期后（坐完月子）去产后和盆底康复中心进行姿势、脊柱、骨盆以及盆底功能的筛查评估以后再进行针对性训练，以利于身心的全面康复。

第 18 问：为什么要做盆底康复治疗？

简单来说，我们的盆底肌肉犹如一张"吊网"，尿道、膀胱、阴道、子宫、直肠等脏器被这张"网"紧紧吊住，从而维持正常位置及功能。一旦这张"网"弹性变差，"吊力"不足，便会导致"网"内的器官无法维持在正常位置，从而出现相应的功能障碍，如大小便失禁、盆底脏器脱垂等。

妊娠和分娩是女性盆底功能障碍性疾病的主要诱因，妊娠期间宫腔内胎儿的向下作用，尤其在分娩时盆底筋膜以及盆底韧带、肌肉，都有可能因为牵拉而发生一定的损伤，使得女性在产后容易发生盆底功能障碍性疾病。尤其是经历了难产、滞产、产钳助产或者胎头吸引助产的妈妈，更容易发生盆底组织损伤。如果在产后没有得到良好的修复，就更容易发生盆底功能障碍性疾病。

妈妈在产褥期后要及时进行产后检查，请专业的医生评估一下自己的身体是否已经从妊娠和分娩中完全恢复，是否有盆底康复治疗的适应证，如果有，则需要及时进行盆底康复治疗。盆底康复治疗的最佳时间是产后 42 天至产后 12 个月。

◆ **小贴士：妈妈的产后检查不能少**

产后新妈妈除了要吃好、休息好，照顾好宝宝，定期的产后妇科检查也是不能少的。

一般在产后 7~14 天，妈妈居住所在社区的妇幼保健人员会上门为妈妈和宝宝进行一次简单的检查。检查项目主要包括妈妈的分娩伤口情况、子宫恢复情况、恶露情况，宝宝的身长、体重、黄疸及哺乳情况等。

在产后 42 天，妈妈需要到妇幼保健医院或综合性医院进行一次全面的产后检查。主要检查项目包括盆底检查、子宫检查及其他身体常规检查等。盆底检查可以看看妈妈的盆底组织是否有损伤，损伤是否已恢复，是否需要做盆底康复；子宫检查可以明确子宫的具体恢复情况，还可以检查子宫内是否出现炎症感染，一旦患有炎症感染可以及时地对症治疗。产后在定期复查时还要做血、尿常规检查，了解妈妈体内可能存在的妇科炎症。

第 19 问：月子里常见的情绪反应有哪些？

生产过程带来的疼痛、疲惫和睡眠不足；新妈妈对身份角色变化的不适应，对照护新生命的不知所措，甚至对能否成为称职妈妈而焦虑；与家人密切相处的不适应，生活习惯和育儿观念发生冲突；家人把关注重心放在孩子身上，缺少对妈妈的理解和陪伴而导致新妈妈失落、忧伤；等等。

这些情绪反应都是产后常见的不良情绪状态，又称为产后心绪不良，有 80%~85% 的新妈妈都会有这样的经历，但这种状态一般不会持续很长时间，大多数人会在两三周后恢复。主要表现为多愁善感，经常抑制不住地泪盈满眶；易被激怒，变得焦虑和易怒。

第 20 问：产后抑郁是病吗？病因是什么

产后抑郁指特发于女性产后 4~6 周内这一特殊时段的抑郁障碍，发病率为 15%~30%，也就是说平均 20% 的围产期女性会受到产后抑郁的影响，她们中的大多数在产后 3~6 个月内自行恢复，但也有严重者病程可持续 1~2 年，甚至还有 20% 左右的人会发展成为慢性抑郁状态和周期性精神病。产后抑郁无论是对女性自身还是对孩子，甚至对整个家庭而言，都会带来严重的危害。

产后抑郁的病因非常复杂，可以由生理、心理、社会等多种因素导致，其中有精神疾病家族史（尤其是抑郁症家族史）、孕期的负性生活事件、家庭收入低、夫妻关系不好，缺少他人关怀和支持等都是导致产后抑郁的重要原因。

可以说产后抑郁就是抑郁症的一种，且发病原因尚未明确，但可以确定的是，产后抑郁需要及时关注和干预。

第21问：产后抑郁的表现有哪些?

产后抑郁特指妈妈在产褥期出现悲伤、沮丧、抑郁、烦躁等明显的抑郁症状或典型的抑郁发作现象。主要临床表现有以下几个方面：

（1）情绪的改变：表现为情绪低落、无精打采、困倦、易流泪和哭泣；经常感到心情压抑，常因小事大发脾气。

（2）疲惫感增加：新妈妈会经常感到自己筋疲力尽、身心俱疲，没有精力和动力，甚至认为自己没有能力去照顾宝宝以及完成其他事实上能完成的事情。

（3）注意力下降，创造性思维受损：对宝宝健康过分焦虑；自责、担心不能照顾好婴儿；对身边的人充满敌意，与家人关系不和谐。

（4）有各种躯体不适的症状：腰酸背痛、头痛、恶心、食欲下降、便秘、胃肠胀气、消化不良、睡眠障碍等。

（5）对生活缺乏信心：觉得生活无意义，体会不到与宝宝相处和照顾宝宝的快乐，不情愿喂养婴儿，严重者有自杀意念或伤害宝宝的行为。

◆ **小贴士：产后抑郁很常见，科学防治是关键**

【科学预防】

（1）孕妈妈至少要从妊娠早期开始，通过各种渠道加强学习有关妊娠、分娩的常识，减轻自己对妊娠、分娩、哺育的紧张、恐惧心情，完善自我保健。

（2）新妈妈要学会接受不完美的自己，不要迫使自己做所有的事情。整个围产期要保持营养均衡，多吃谷物、蔬菜和水果，同时注意为自己创造安静、闲适、健康的孕育环境。

（3）对有精神疾患家族史的孕产妇，应定期密切观察，避免不良刺激，家人应给予她更多的关爱、指导。

（4）多沟通，婆媳之间、夫妻之间的关系处理要特别注意，准爸爸和新爸爸在其中的作用至关重要，男子汉要有担当，要有家庭大局观和长远观。

【科学治疗】

同抑郁症一样，产后抑郁也是必须接受治疗的，否则患者的病情只会日益严重，甚至出现伤婴、杀婴、自伤、自杀等极其严重的行为后果。产后抑郁最有效的治疗方法是药物治疗、物理治疗和心理治疗相结合的综合疗法。如果怀疑新妈妈患有产后抑郁，请及时寻求专业的医疗帮助。

一孕傻三年，是真还是假

女性在孕期和产后很长的一段时间里，都可能会觉得自己的记忆力、注意力大不如前，也常常被戏称为"一孕傻三年"，这种"傻"是真还是假呢？澳大利亚迪肯大学的研究员发现，这种俗称为"孕傻"的婴儿脑（Baby Brain）现象确实存在，尤其是在孕24~38周这段时间，这种影响会更明显。

所谓"孕傻"可能与如下因素有关：

（1）妊娠—分娩—产褥期间女性体内激素水平的变化非常大，这种变化可能导致女性出现不良情绪问题，使她们对周围事物反应减慢。

（2）妊娠和哺乳的过程中宝宝的生长发育都会依赖并消耗妈妈所提供营养素，如果妈妈的营养摄入不均衡就有可能导致其体内营养素的缺乏，使得记忆力下降和注意力不集中。

（3）研究表明，女性怀孕后其大脑特定区域会出现灰质体积减小，这种转变可能更多是为了更好地做一个"全心全意"的好妈妈。

面对这种"孕傻"，我们可以做一些努力：

（1）需要关怀和陪伴：家人尤其是丈夫应该给孕妈妈更多的关心和陪伴，理解和开导孕妈妈因为记忆力和注意力下降而产生的焦虑感和孤独感，让其感受到周围的温暖。

（2）注意改善睡眠：良好的睡眠状态有助于缓解情绪、补充体力，也会对暂时的记忆力减退有显著的效果。

（3）饮食营养要均衡：整个孕产期除了均衡饮食外，还要多补充各种超级营养素，多吃水果、蔬菜，尤其是多吃补脑和益智的食物，如核桃、深海鱼、大豆等，孕妈妈充足、均衡的营养状态也是宝宝健康的保证。

(4)寻找辅助方法：俗话说"好记性不如烂笔头"，孕妈妈不妨把每天一些重要事情写成备忘条贴在醒目的地方，时刻提醒。

(5)积极的自我暗示：告诉自己"孕傻"并不代表智商、能力真的下降，只是注意力被分散了而已，孕妈妈一定不要对自己失去信心。

(6)学会分散压力：有压力时不要自己一个人扛，应及时向身边人示弱、求助。感觉太累、任务太多时，及时让家人帮忙做家务和照顾孩子。

第七篇

新生儿哺育篇

　　宝宝从出生后脐带结扎起至 28 天为新生儿期。新生儿期是宝宝从胎内生活到胎外生活的过渡阶段，也是他们出生后生长发育的第一个重要阶段。这个时期宝宝身体的各个系统已经开始工作了，但身体器官在结构和功能上尚未成熟，免疫力也相对比较脆弱。如果护理不当，可能会出现各种新生儿疾病。因此，在这一时期新手爸妈们要学会应对宝宝吃喝拉撒睡的各种问题。宝宝的健康成长，需要爸爸妈妈的共同守护。

经过漫长的等待和无限的期盼，宝宝终于到来了，怎样轻松应对宝宝吃喝拉撒睡的烦恼呢？让我们一起说说新生儿哺育新手爸妈该做好的那些事儿吧。

一、了解健康新生儿的体格标准及各种生理现象。

二、合理安排宝宝的喂养方式，选择母乳喂养和人工喂养都有其不同的注意事项。

三、了解新生儿常见问题及日常护理措施。

四、做好新生儿体检及疫苗接种。

第1问：足月健康新生儿的体格标准是什么？

刚出生的足月宝宝身长约50厘米、头围约34厘米、体重一般为 2500～4000 克（体重＜2500 克为低出生体重儿，体重≥4000克为巨大儿），健康的宝宝呼吸平稳(40～45 次/min)、心率及体温正常(心率 120～140 次/min；腋温 36～37℃)、皮肤红润，富有弹性，哭声响亮，手脚活动自如。

第2问：新生儿阿普加评分（Apgar score）是什么？

每个新生宝宝都会经历人生的第一次考核，考核内容就是"新生儿阿普加评分"，这个评分系统共有 5 个项目，共 10 分，考官是宝宝的接产医生或者护士，他们会在宝宝出生后 1 分钟、5 分钟、10 分钟分别评估宝宝的 5 项指标，包括肤色、呼吸、心率、对刺激的反应、肌张力，分别用 0 分、1 分、2 分来表示，总分相加后，得分 8～10 分的宝宝属于正常的新生儿。

第3问：新生宝宝有哪些正常的"奇怪"表现？

[生理性体重下降] 宝宝刚出生的最初几天里，由于摄入不足、胎粪及水分的排出，可能会导致体重暂时性下降，称为生理性体重下降。一般下降范围为原有体重的 5%~10%，多在出生后 3~4 日达到最低点，以后逐渐回升，至第 7~10 日恢复到出生体重。如果体重下降超过出生体重的 10% 以上，则要考虑宝宝是否喂养不足或因其他疾病引起。

[假月经] 有少数女宝宝出生 1 周左右，阴道会流出少量血性分泌物，主要是因为妊娠后期母亲雌激素进入胎儿体内，出生后激素突然中断，形成类似月经的出血，叫作"假月经"，是正常的生理现象，爸爸妈妈不必担心，也无须治疗。这种情况一般持续数日即可消失，此期间要保持宝宝外阴的清洁就可以了。

[乳房肿大] 有些宝宝在出生后第 3~5 天出现乳腺增大，如蚕豆大小，与宝宝在母体时受母体激素的影响有关。一般出生后 2~3 周内消退。切记不能挤压，以免感染。

[粟粒疹] 在新生宝宝的鼻尖、鼻翼、面颊等部位可以看见一些针尖大小、密密麻麻的黄白色小疹子，被称为新生儿粟粒疹。这主要是由新生儿皮脂腺功能未完全发育成熟所致，一般在宝宝出生后数周就会自然消退，属于正常的生理现象，无须进行任何特殊处理。

［马牙］新生宝宝的牙床上可能会长出黄白色的小斑点，好像小牙齿，这其实是上皮细胞堆积或黏液腺分泌物积累形成的。一般在出生后数周或数月自行消失，无须特殊处理。

新生宝宝出现的这些"奇怪"特征，其实都是新生儿脱离母体后会出现的一些生理现象，新手爸爸妈妈无须太过紧张，对症做好护理即可。

第4问：新妈妈要如何做好"开奶"？

开奶是新生儿从母体出来后，第一次喝到母乳，即妈妈第一次母乳喂养孩子。新妈妈可以通过按摩、调整饮食等方法，促进乳汁分泌，也可以通过专业的按摩师按摩，同时配合理疗，使乳腺通畅。开奶按摩手法可以参考如下内容：

（1）手指轻抚刺激乳头。用手指轻轻地按摩乳头，适当地给乳头一定刺激。轻揉乳头根部，用手指慢慢地轻柔乳头的根部位置，力度以舒适、不引起疼痛为宜。

（2）轻轻地抚摸乳房周围，检查乳房周围是否硬块。有硬块时，可轻轻打圈按摩疏通，也可适当热敷。

（3）在乳头的根部进行挤压按摩刺激，缓慢对捏，用拇指和食指捏住乳头慢慢地对捏，并向肋骨的方向紧紧压下，按摩时手指顺着肋骨的方向慢慢地用力压下。

（4）发现乳汁后，继续开始压、捏、扭转；待乳汁出来后，用拇指和食指开始慢慢地压、捏和扭转乳头。

妈妈在产后要注意休息，尽量保证睡眠充足，情绪稳定，多样化饮食，多喝汤水，不厌食、偏食，合理补充维生素，以增加奶水质量。

◆ **小贴士：母乳喂养"黄金72小时"**

母乳含有宝宝生长发育所需的绝大部分营养成分，是宝宝最理想的食物。产后72小时是刺激乳汁分泌、确保母乳喂养成功的关键，我们称之为母乳喂养"黄金72小时"。正常的新生宝宝刚出生就已经有很强烈的吸吮能力，因此，我们提倡"早开奶"，宝宝出生后开奶时间越早越好，一般顺产的宝宝在出生后15分钟到2小时内就应及时让孩子吮吸乳头。剖宫产的妈妈虽然有伤口，但也应尽量在24小时之内开奶。母婴早接触和早吸吮，可以疏通乳管、刺激乳汁分泌，促进母婴健康。

第5问：如何做好母乳喂养？

喂奶前妈妈要先将双手洗干净，再用温开水清洗乳房及乳头，一手拇指放在乳房上方，其余四指放在乳房下方，将乳头和大部分乳晕含在宝宝口中，用手扶托乳房，防止乳房堵住宝宝鼻孔，让宝宝吸空一侧再吸另一侧。若奶量多可用吸奶器排空，避免乳汁淤积或继发感染。宝宝吸完奶后，将宝宝抱起放在肩部，轻拍背部排除胃内空气，防止吐奶，吸奶次数越多，奶量越足，正确的哺乳方法可以预防乳胀及积奶。做好母乳喂养有以下三个要点：

（1）妈妈合适的哺乳姿势：其实母乳喂养没有标准的姿势，喂奶时可坐着也可躺着喂，只要姿势舒服就可以。舒适是母乳喂养成功的关键，妈妈要选择最适合自己和宝宝的方式，以舒适、放松、无肌肉紧张为原则。紧抱宝宝将其贴近自己，托住宝宝的头颈，引导宝宝贴近乳房；如果是新生儿，应该紧抱住宝宝的臀部，让宝宝受到良好的支撑，头部和身体尽量在一条直线。

（2）宝宝正确的含乳姿势：喂奶时要让宝宝将乳头和乳晕一起含住，这样才能让宝宝更容易吸吮到奶水。

（3）尽可能满足宝宝的吃奶需求：宝宝吃奶的时间间隔会越来越长，但也有突然要求吃奶的情况，这时妈妈应该及时予以满足，不要拒绝，也不要担心奶量不足不能满足宝宝，因为你的身体会根据需要及时补充乳汁。

第6问：怎样才能使乳汁充足呢？

[早开奶、多吸吮] 有效吸吮是确保乳汁充分的关键，宝宝出生后应尽早开奶。即使妈妈暂时没有分泌乳汁，也要尽量让新生儿吮吸乳头，不仅可以促进乳汁分泌，还能增进母婴感情，有利于母体子宫复旧。可每2~3小时吸吮一次，必要时可以借

助吸奶器增加吸奶次数。

[饮食营养均衡] 随着宝宝的食量日渐增大，妈妈也应该多补充营养，多吃高蛋白、维生素丰富的食物，切忌只喝汤不吃肉，或只吃某一种"发奶"的食物。

[保持身心愉悦] 产后妈妈一定要保证充分地休息与放松的心情，将哺乳时刻作为和宝宝一起享受的亲子时光。

[夜奶也要好好喂] 夜奶对于刚出生的宝宝来说，意义非凡，不仅对宝宝的生长发育非常有利，对妈妈的乳汁分泌也有一定的作用。给新生宝宝喂夜奶时，妈妈应尽量保持清醒，最好抱起来喂，一定要注意宝宝的安全，以免引起宝宝窒息。

第 7 问：新生儿多久喂一次奶？

新生儿喂养是门大的学问，直接影响孩子的身体发育。我们提倡以"按需喂养"为佳，母乳喂养的宝宝不需太讲究定时定量。一般情况下可 3 小时左右喂一次，每次以吃饱、吃好为原则：即宝宝吃奶后不哭不吵，且体重正常增长。宝宝吃饱的标志是心满意足，无意再吃了，小肚子摸上去也不会胀鼓鼓的，不会有呕吐的情况，就说明喂得差不多了。如果喂奶后，出现或经常出现溢乳，在排出病理性因素后，一般认为是喂多了量。

早产儿更需要摄取母乳中的营养成分。要注意胎龄越小、体重越轻的宝宝，每次的喂养量较少，间隔喂养的时间也要有所缩短。同时也要关注有无胀肚、呕吐等情况。

第8问：宝宝溢奶(或吐奶)是怎么回事?

溢奶是指宝宝吃奶结束后，很快就有1~2口奶水从宝宝的嘴巴边上溢出，少数情况下是在吃奶后不久换尿布的时候发生的。新生儿吐奶是很常见的现象，大部分情况是正常的生理反应。主要是新生儿的胃呈水平位置，贲门括约肌较为松弛，所以一旦摄入乳汁量稍多，就有可能发生溢奶现象。帮助宝宝打嗝是防止溢奶的最好办法。宝宝如果频繁发生吐奶，且吐奶量较多，妈妈要观察他有没有其他症状，如果宝宝精神尚好，且体重、身高都增长正常，就不必担心；但是，如果说宝宝吐奶的时候呈现喷射状，同时有精神萎靡、食欲不振、发热、咳嗽等症状，且体重、身高都增长缓慢的情况，要及时带宝宝就医。

第9问：怎样判断妈妈的奶水是否不足?

(1)妈妈经常感觉不到乳房胀满，也很少见乳汁往外溢。

(2)每次喂奶，宝宝的吃奶时间过长，并且不好好吸吮乳头，吃奶中常常会突然放开乳头大哭不止。

(3)哺乳后，宝宝常哭闹不止，睡不踏实，不一会又出现觅食反射。

(4)宝宝大小便次数减少，并且量少。

第10问：人工喂养要注意些什么？

对不能给予母乳喂养或确实母乳不足的宝宝，可以给予人工喂养。人工喂养的注意事项如下：

（1）选择合适的配方奶粉：两岁以内的宝宝要选择配方奶粉喂养，不能直接喂服新鲜奶。不同品牌的奶粉，泡制的温度、浓度会有差异，要根据宝宝的生长发育状况及配制说明冲泡。

（2）选择合适的奶瓶、奶嘴：冲泡奶粉前，要对奶瓶、奶嘴严格清洁消毒。对于新生宝宝来说，奶嘴应以圆形开口为好，配好奶后，将奶瓶倒立时，奶水可呈雨滴样下落为宜。

（3）奶的温度要适宜：奶水滴落到手背上，既有温热感，又不烫手为宜。喂奶时尽量不要让宝宝吸进空气，以免吐奶，喂完之后可轻拍宝宝背部，以促进胃内空气排出。

（4）喂奶量要合适：宝宝的喂奶量要遵循由少到多、慢慢增加的原则增加。新生儿喂奶量约为每天每千克体重 100 mL。如体重 3 kg 的新生儿，每天可喂养约 300 mL 奶，分成 8 次喂的话，每次是 40 mL 左右。可以采取每月增加 10~20 mL。

（5）可以选择混合喂养：当母乳喂养不足，但又可以进行母乳喂养的，可选择母乳喂养和代乳品喂养相结合喂养，但喂养时应以母乳喂养为先。

第 11 问：宝宝哭闹会传递哪些信息？

对于不会说话的宝宝来说，只能通过哭闹来表达自己的情绪和需求，所以宝宝不舒服的话，哭闹是最常见的表现，如因饥饿、困倦、生病哭闹等。只有正确识别不同哭闹表现所传达的信息，才能更好地处理并安抚宝宝。

（1）正常啼哭：宝宝啼哭的声音很响亮，哭声抑扬顿挫，富有节奏感，每次哭的时间短，一天哭好几次，但进食、睡眠及玩耍都很好。这种啼哭是宝宝的一种特殊运动方式，对于这种哭声，不用特别在意，只要轻轻抱抱宝宝、触摸他，或把他两只小手放在腹部轻轻摇晃两下，他就会停止啼哭。

（2）因饥饿哭闹：宝宝会边哭边主动将头转向母亲的怀里觅乳，若用手指试探宝宝的口唇，他会不由自主地伸出舌头做出吮乳的动作，此时只要给宝宝喂奶，他便马上安静下来。

（3）因困倦哭闹：这种情况大多发生在人多嘈杂或太热的时候，宝宝哭声比较低，哭时候的双目时睁时闭，哭声断断续续。此时，只要把宝宝放在一个安静清爽的地方，他就会安静下来，停止啼哭，安然入睡。

（4）因生病哭闹：如果宝宝哭声比平常尖锐而凄厉，或握拳、蹬腿、烦躁不安，且持续哭泣时间超过 15 分钟，且无论如何安抚，宝宝仍旧哭个不停，那就可能是生病了。此时，建议及时带着宝宝就医。

（5）其他不舒适情况下的哭闹：如宝宝遇到突然的冷热刺激，或者衣服穿得不合体、不舒服、尿湿了，包被裹得过紧，被蚊虫叮咬、受到异物刺激时，宝宝都会啼哭。这种哭声初时声音较大，以后逐渐变小，并有全身躁动不安。对这些原因引起的啼哭，只要注意调整衣服，经常更换尿布，清除宝宝身上的异物或抱在怀中予以轻柔地抚慰，都可有效地安抚。

第12问：宝宝"拉肚子"怎么办？

新生儿吃的次数相对较多，新陈代谢也快，大小便很频繁。在出生头几周每天大便 3~5 次都是正常的，纯母乳喂养的宝宝排便次数可能更多，可以达到每天 7~8 次，新生儿的大便一般为黄色、偏稀。如果宝宝精神状态好、吃睡都正常，妈妈也不用过于在意。只要及时清理粪便，更换纸尿裤，做好臀部和会阴部的皮肤护理，以防尿液、粪便长时间刺激宝宝的皮肤，而导致局部皮肤炎症，形成"红屁股"。

如果宝宝的大便次数过多（一天超过 10 次），或者大便呈水样，有腥臭味，粪便中含少量水分及奶块，那么可能就是小肚子不舒服，有点拉肚子了。此时可带宝宝就医处理。

第 13 问：宝宝"便秘"了，怎么办？

3 个月内的宝宝因未建立良好的排便习惯导致排便功能紊乱，有的宝宝可能每次吃奶后都要排大便，有的可能一两天甚至 7~10 天才排便一次。若宝宝虽然大便次数减少，但大便并不干结，也不影响吃奶量，不影响体重增长，就属于生理性便秘（俗称攒肚子），不需要处理。如果宝宝未排便的时间太久，且粪便较硬或带有血迹，解大便时脸色涨红，表情痛苦，很吃力的样子，也可能是便秘的表现。可做排气操或在医生的指导下用开塞露刺激肛门直肠排便。

第 14 问：宝宝肠绞痛是怎么回事？

婴儿肠绞痛也叫肠痉挛，常见于新生儿晚期，多在 4 个月后自然缓解。表现为宝宝突然大声啼哭，腹部膨隆，两拳紧捏，两腿间及腹部蜷曲。绞痛时间一般不超过半小时。可能因过食奶类、糖类或腹部吞入大量气体产生腹胀而导致腹痛。若宝宝长时间持续哭闹不安，要及时看医生，排除肠套叠、肠梗阻等疾病。

第 15 问：宝宝吃奶后总是腹胀、腹泻是怎么回事？

宝宝吃奶后总是腹胀、腹泻、哭闹不安，很可能是因在进食、哭闹时吸入空气，或因消化系统发育不完善产生胃肠胀气所致。

(1)可能的非病理性因素。①进食时哭闹：宝宝在进食的时候哭闹可能会吞入空气而产生腹胀，因此，哭闹厉害的时候可以先稍微安抚一下宝宝的情绪再喂奶。②吸吮或吞食过快：不要让宝宝饿得太久后才喂奶，宝宝饿得时间太长，吸吮时就会过于急促而吞入大量的空气，并多给宝宝的腹部进行按摩，这样有助于肠胃蠕动和气体排出，以改善消化吸收的情况。③人工喂养不当：喂奶时，应当注意让奶水充满奶瓶嘴的前端，以免让宝宝吸入过多空气。

(2)可能的病理性因素为乳糖不耐受。宝宝因消化系统发育不完善可能导致乳糖酶分泌不足，吃奶(母乳和奶粉都含有丰富的乳糖)后出现腹胀、泡沫便、腹泻、哭闹不安，体重增长过缓，此时要警惕乳糖不耐受的发生，严重者须及时就医。

第 16 问：宝宝口腔里长了白斑是怎么回事？

宝宝口腔里长了白斑，很可能是患上了鹅口疮。鹅口疮又称急性假膜型念珠菌性口炎，是一种白色念珠菌感染导致的口腔黏膜的炎症。白色念珠菌是一种真菌，耐酸不耐碱。可在医生的指导下用苏打水(1.4%碳酸氢钠溶液)或制霉菌素甘油混悬液来治疗。需要注意的是，鹅口疮治愈后最好还要用苏打水或制霉菌素甘油涂抹几日，以彻底杀灭真菌孢子。

第 17 问：宝宝发热了怎么办？

新生儿正常体温(肛温)为 36.5℃~37.5℃，如果宝宝的体温(肛温)超过 37.5℃，则说明宝宝发热了。当宝宝体温为37.2℃~38.0℃时，爸爸妈妈不要过于紧张，要先寻找原因，因为体温也是身体应激的表现。如宝宝所处的环境温度过高，或包被过厚都可以引起体温升高；饮水不足，且不能正常散热，就会发生一过性脱水热。如果排除以上护理原因引起的体温升高，且经适当的散热或降温处理后体温仍未下降，或下降后又复升，这时要考虑是否为感染性发热，如感冒、肺炎等，应及时带宝宝到医院就诊。

第18问：新生儿黄疸是怎么回事？

新生儿黄疸是指新生儿时期由于胆红素代谢异常，引起血中胆红素水平升高，而出现以皮肤、黏膜及巩膜黄染为特征的病症，是新生儿中最常见的临床问题。新生儿黄疸分为生理性黄疸和病理性黄疸。

[生理性黄疸]一般从生后2~3天内开始出现，4~5天达高峰，一般情况良好，足月儿在2周内消退，早产儿可延到3~4周消退。

[病理性黄疸]黄疸在出生后24小时内出现；黄疸程度重，血清胆红素>205.2~256.5μmol/L(12~15mg/dL)，或每日上升超过85μmol/L(5mg/dL)，血清结合胆红素>26μmol/L(1.5mg/dL)；黄疸持续时间长(足月儿>2周，早产儿>4周)；黄疸消退后反复出现，甚至加重；黄疸期间，宝宝出现吃奶少、呕吐、大便色浅等表现。病理性黄疸的宝宝，须尽早就医。

根据发病原因，新生儿病理性黄疸又分为以下四种类型：

[母乳性黄疸]停用母乳3天后黄疸指数明显下降并消退，用母乳喂养后黄疸又再次上升，这种母乳性黄疸不会引起神经性损伤，所以只要及时停止母乳喂养6~10天黄疸可以消除。

[溶血性黄疸]最常见的类型是ABO溶血，是胎儿的血型和母亲不合引起。

[感染性黄疸]病毒或细菌感染等原因导致肝细胞功能受损

而引起的黄疸。

[梗阻性黄疸] 由先天性胆道畸形引起，以先天性胆道闭锁最常见，一般 B 超检查即可确诊，大便颜色为浅黄色甚至是白陶土色。

◆ **小贴士：新生儿的生长发育状况**

宝宝出生后的一个月里是他生长发育的第一个高峰期。宝宝的身高和体重明显增长了，感知觉也开始发育了。在这一个月里，宝宝体重增长可达 1~1.7 kg(平均每天体重会增长 30 g)，身高增长 3~4 cm。宝宝的神经系统和感知觉系统也在这个月里有着良好的发育状况。

宝宝的神经系统发育状况：

觅食反射：轻轻触及宝宝的嘴唇或颊部，宝宝会张大嘴、转头寻找乳头/奶嘴。

吸吮反射：当宝宝含住乳头/奶嘴时，立即开始吸吮动作。

抓握反射：将手指触及宝宝手心，宝宝会立刻握住手指不放。

拥抱反射(惊跳反射)：当宝宝突然改变姿势或者受到较大声音刺激时，会出现肢体伸直，手指张开，然后上肢屈曲回缩，呈拥抱状姿势。

踏步反射：用两手扶住宝宝腋下两侧，使宝宝直立站在平面上，宝宝会做出踏步或行走的动作。

宝宝的感知觉发育状况：

视觉感知发育：新生儿已有视觉感应功能，在安静清醒状态下可短暂注视物体，但只能看清 15~20 cm 内的事物。

听觉感知发育：新生儿出生时听力较差，但出生后 3~7 天他们的听觉已相当良好，当妈妈在宝宝旁边说话时，宝宝会将头转向妈妈。

味觉和嗅觉发育：宝宝的味觉和嗅觉在出生时发育已很完善。妈妈在给宝宝喂奶时会发现，当宝宝闻到母乳的香味时，就会急切地表现出想要吃奶。

皮肤感觉发育：新生儿出生时温度觉很灵敏，眼、口周、手掌、足底等部位的触觉也已很灵敏，已有痛觉，但较迟钝，出生第 2 个月起才逐渐改善。

◆ **小贴士：精心呵护萌牙期的小宝宝!**

婴幼儿认知事物时喜欢用口尝试，尤其是萌牙期的小宝宝喜欢咬磨硬物，一些塑料物品或玩具容易被咬成碎片误吸入气道；给小婴儿喂食稀饭等半流质时，也会因未仔细挑除猪骨、鱼骨等而导致婴儿误吸，这是小于半岁气道异物患儿的主要致病原因。

※切勿让婴幼儿进食花生米、瓜子、豆类及带壳、带骨食物等。更不要让婴幼儿用力吸食果冻、汤圆、葡萄、硬质糖果等口感滑润、不易在口中溶化的食物；切忌在孩子哭闹

时强行喂药，以免药物被误吸入气管发生危险。

　　※对于低月龄的婴幼儿，用奶瓶喂奶时要注意奶嘴孔眼不要过大，防止吸奶过急、过冲；喂奶次数不要过于频繁或喂奶量过大，防止宝宝发生溢奶后误吸；喂奶前不要让宝宝过于哭闹，不要给宝宝吸吮带孔的安抚奶嘴；喂奶时要使奶瓶中的奶水充满奶嘴。

　　※经常检查家庭物品的摆放是否符合婴幼儿成长的安全要求。将瓜子、花生等带壳坚果放在幼儿不易拿到的地方。家中不宜摆放幼儿易于放在口中、鼻中的小型装饰物，防止幼儿把异物塞进口、鼻中。婴幼儿睡眠时，要随时巡视幼儿的睡眠环境，察看幼儿是否躺在被子里吃坚果、巧克力、糖等食物，不要让幼儿含着东西睡觉，不把杂物带到床上玩。

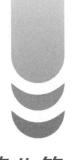

第八篇

新生儿出生缺陷认知篇

妈妈们虽然在孕前、孕期都采取了一系列预防出生缺陷的措施(即出生缺陷的一级预防、二级预防)，但是仍不能预防所有出生缺陷的发生。出生缺陷的三级预防措施包括新生儿疾病的筛查与治疗。出生缺陷三级预防的实施可以早期发现出生缺陷儿，早期干预和治疗，以降低出生缺陷所致的残疾和病死率，提高出生缺陷患儿的生活能力和生命质量。

常常会听到医生这样的嘱托："别忘了给宝宝做'新生儿疾病筛查'哦!"那新手爸妈们，你们知道什么是新生儿疾病筛查吗？

　　这里医生强调的新生儿疾病筛查是指新生儿出生缺陷筛查，通过实验室检测对新生儿进行筛查，目的是早期发现和治疗先天性(遗传性)代谢缺陷、先天性耳聋等出生缺陷，是一项非常经济、高效又有价值的检查项目。新生儿疾病筛查，就像孩子出生后的第一道健康保障，可以为存在疾病风险的孩子撑起关爱的保护伞，爸爸妈妈们可不要错过哦!

第1问：出生缺陷是什么？

出生缺陷又称先天性畸形，是指婴儿出生前发生的身体结构、功能或代谢异常。近年来由于环境污染以及基因的变异因素，新生儿出生缺陷的发病率有逐渐增高的趋势。有些出生缺陷我们肉眼就能识别，如各类身体结构的畸形和异常（唇腭裂畸形、耳部畸形、多指等）；有些出生缺陷必须通过实验室检查或专门的仪器才能作出诊断，如各类遗传性代谢缺陷（苯丙酮尿症）、先天性耳聋等；还有些出生缺陷在患儿出生后的短时间内症状不明显，经过数月或更长时间，随着孩子生长发育过程才会显现出来，如先天性心脏病等。

出生缺陷干预就是通过在孕前、怀孕后采取一系列的措施，避免或者减少出生缺陷的发生，或在孕期及时发现有严重出生缺陷的胎儿阻止其出生，或在出生后及时发现胎儿患有的出生缺陷采取针对性治疗措施，防止患儿发病或减轻症状。

第2问：我产检都挺好，孩子生下来也健健康康的，是不是可以不做新生儿疾病筛查呢？

我们建议每个新生的宝宝都应该进行出生缺陷的筛查。
遗传性代谢缺陷病对孩子的危害是逐渐发生、慢慢累积的。

这类疾病的患儿，在出生后可能不会有外表可以察觉的异常，一般要数月或更长时间后，才会表现出明显的问题，如智力发育落后、抽搐、肌无力、外生殖器发育异常等。此类疾病导致的很多损害是不可逆的，一旦发生，即使采取治疗，也只能减轻疾病对孩子的进一步损伤，而不能消除已经发生的比如智力落后，神经系统损伤、外生殖器畸形等。因此，我们建议应当在疾病还没对孩子的身体产生显著损害时，通过新生儿疾病筛查检测宝宝体内与疾病相关的特异性生化指标，争取尽早发现疾病，尽早干预，最大程度保护孩子的身体健康。

第3问：新生儿疾病筛查都可以检查出什么疾病呢？

我国 2010 年出台的《新生儿疾病筛查技术规范》规定的必须筛查项目为"先天性甲状腺功能减退症"和"苯丙酮尿症"两项疾病。随着医学技术发展和人民群众对健康的更高追求，我国大部分省份已在这两种疾病筛查的基础上，开展了串联质谱多种遗传性代谢缺陷筛查，覆盖几十种遗传代谢病，极大地提高了新生儿疾病筛查效率。除了甲基丙二酸血症、原发肉碱缺乏症，还有丙酸血症、异戊酸血症等有机酸血症，枫糖尿症、蛋氨酸血症等氨基酸代谢障碍疾病，多种酰基辅酶 A 脱氢酶缺乏症等脂肪酸代谢障碍疾病，以及希特林蛋白缺乏症等尿素循环代谢障碍疾病。近年来，一些大中城市的医疗机构还开展新生儿听力筛查，以及早发现新生儿先天性耳聋。

第4问：新生儿疾病筛查如何进行呢？要抽很多血吗？

根据 2010 年出台的《新生儿疾病筛查技术规范》，新生儿疾病筛查的时间是宝宝出生后的 3~7 天。在孩子的出生医院有专业的新生儿疾病筛查采血员为孩子采血。采血员会向每一位宝宝的父母宣讲新生儿疾病筛查的基本内容，在父母签署知情同意书之后为宝宝采血。采血的方式非常简单，只需在宝宝足跟外侧采集几滴血样就足够了。此项操作损伤小，出血量少，非常安全。并不需要抽取静脉血。

新生儿听力筛查是采用新生儿听力筛查仪，通过各项电生理学技术，对自然睡眠和安静状态下的新生儿进行筛查。这种检测一般仅需要 5~10 分钟即可完成，无创且没有任何不良反应。新生儿出生的 3 日内要接受初次听力筛查，未通过初筛者，在出生后 42 天内再次接受听力复查，若还未通过，则在出生后 3 个月左右进行听力的诊断性检查。

第5问：一定要进行新生儿听力筛查吗？

听力障碍是常见的新生儿出生缺陷，正常新生儿中，双侧听力障碍的发病率为 0.1%~0.3%，早产、低体重及合并其他重症疾病的新生儿中这一比率更高。3 岁之前是孩子听力发育的关键时期，通过对新生儿进行听力筛查，早期发现、早期诊断、早期干预听力障碍，能最大限度地减少因听力障碍导致的残疾。出生后 3 个月再次进行听力诊断性检查，确诊为听力损伤的婴幼儿，应在出生后 6 个月内及时到医院进行医学干预措施。

第 6 问：家长如何知道筛查结果呢?

目前，我国绝大部分的地市均已设立新生儿疾病筛查中心，每个地方查询结果的方式可能略有差异，总体来说，家长一般可以通过筛查中心网站、公众号、短信、电话等方式直接获取孩子的筛查结果。每次采血时，采血员亦有责任告知家长获取筛查结果的具体方法。由于新生儿疾病筛查属于群体筛查，对于筛查通过的宝宝，筛查中心一般不会主动联系家长，而是由家长通过相关途径自主查询。筛查没有通过的宝宝，筛查中心会在第一时间联系家长，告知筛查结果，并要求宝宝尽快复查。因此，家长应当在宝宝采血时向采血员提供准确、有效的联系电话，以便筛查中心在需要的时候能第一时间联系上您。

第 7 问：筛查没通过，后果是不是很严重呢？

大多数宝宝的初次筛查都可以通过，只有少数宝宝初次筛查没有通过。筛查没通过说明宝宝患某种疾病的风险增高，但不意味着已确定孩子患病。因为某些外界因素，如早产、低体重、其他疾病等也可以导致某些指标异常。所以对于初筛没有通过的宝宝要及时复查。如果复查还是没有通过，那么爸爸妈妈一定尽快带孩子到筛查中心接受进一步检查，明确诊断。一般来说，只要尽早开始干预，多数孩子的预后比较良好，可较好地避免疾病带来的致愚致残或致死性后果。当然，有些宝宝的病情是非常严重的，可能在生后 1~2 天尚来不及接受筛查，或筛查结果出来之前就已经发病，或者即使接受了积极的救治依然难以挽回生命。对于这样不幸的个例，我们依然强调应当积极接受新生儿疾病筛查及后续诊断程序，因为这有助于明确疾病诊断，对帮助父母再生育健康后代具有非常重要的指导价值。

第 8 问：筛查通过了，就说明宝宝很健康吗？

筛查通过是个很好的结果，说明宝宝遗传代谢病的可能性很低。不过，由于新生儿疾病筛查不是疾病的确诊性检查，不能说明孩子绝对不患病。一些少见的情况，比如迟发疾病（即疾病相关生化指标的异常改变是在婴幼儿或者更晚些时候才出现）可以导致在新生儿期筛查结果为阴性。因此，我们建议筛查通过的宝宝，依然要定期接受儿童保健体检，当孩子存在任何异常时，医生可以尽早发现，及时治疗，也能尽最大可能保护孩子的健康。

第9问：新生儿出生缺陷的治疗方法有哪些？

新生儿出生缺陷的治疗有出生前治疗和出生后治疗。出生前治疗主要包括胎儿治疗和基因治疗，如对进行了胎儿诊断的孕妈妈，实施母体的饮食干预或药物干预，达到治疗和保护胎儿的目的；出生后治疗主要包括外科手术治疗、药物治疗、康复治疗、饮食及生活干预等。

第10问：遗传性代谢缺陷是什么病？我从来没有听说过，一定很少见吧？

遗传性代谢缺陷大多数属于常染色体隐性遗传病，夫妇双方家族里面很少同时出现患病的亲属，父母作为致病基因携带者，一般也不会有任何异常症状。如果父母都将致病基因传递给了宝宝，那么宝宝就会患病。因此，遗传性代谢缺陷病和小儿感冒、肺炎、腹泻比起来，确实少见。但也有一定的患病率，如先天性甲状腺功能减退症、苯丙酮尿症、先天性肾上腺皮质增生症、葡萄糖-6-磷酸脱氢酶缺乏症、甲基丙二酸血症、肉碱-脂酰肉碱转位酶缺乏症等都是比较常见的代谢、内分泌遗传病。目前认为，此类疾病在活产新生儿的总体发病率约为1/500。

第11问：苯丙酮尿症是什么病？怎样诊断和治疗呢？

苯丙酮尿症也是一种常染色体隐性遗传性代谢缺陷病，因苯丙氨酸羟化酶基因突变导致酶活性降低，苯丙氨酸及其代谢产物在体内蓄积导致疾病，是先天性氨基酸代谢障碍中最为常见的一种，临床表现为智力低下，皮肤、毛发色素浅淡和鼠尿臭味。在我国大约1万名新生儿中就有1名苯丙酮尿症患儿。

患儿在新生儿期大多看上去很健康，没有明显异常症状，但几个月后逐渐出现症状。但等患儿出现症状后再进行诊断和治疗，已经失去了治疗的最佳时机，因此，应尽早进行苯丙酮尿症的筛查、诊断和治疗。苯丙酮尿症目前尚不能完全治愈，为终身疾病，需要终身治疗。如果能够早期诊断、及时治疗，配合长期的饮食及生活干预，疾病控制良好的话，患儿的智力及发育水平可达正常水平，且一般不会影响自然寿命。

第 12 问：白化病是什么病？治得好吗？

　　白化病也是一种染色体隐性遗传性代谢缺陷病，发病原因是患者体内酪氨酸酶缺乏或功能减退，黑色素细胞不能将络氨酸转化为黑色素，导致皮肤及附属器官黑色素缺乏或合成障碍，发病率为 1/20000～1/10000。患者全身皮肤呈乳白或粉红色，毛发为淡白或淡黄色。由于缺乏黑色素的保护，患者皮肤对光线高度敏感，日晒后易发生晒斑和各种光感性皮炎，并可能发生基底细胞癌或鳞状细胞癌。患者眼部由于色素缺乏，虹膜和瞳孔呈现淡粉色，常有畏光、流泪、眼球震颤及散光等症状。

　　对于白化病目前尚无有效的药物治疗，仅能通过物理方法，如遮光、防晒等以减轻患者不适症状。还可以使用光敏性药物、激素等进行治疗，使白斑减弱甚至消失。

　　白化病的诊断主要依据眼部的症状与体征，酪氨酸酶活性测定有助于其分类诊断。基因诊断是目前鉴别诊断和产前诊断白化病最可靠的方法。

第 13 问：先天性甲状腺功能减退症是什么病？

　　先天性甲状腺功能减退症，俗称呆小病、克汀病。是由于胎儿发育期间甲状腺的发生、发育异常，功能代谢障碍或碘缺乏等所引起的出生后甲状腺功能减退，其发生率为1/4000左右。如果没有早期发现和早期治疗，会导致患儿出现生长发育落后和智力低下等严重后果。

如果能够早期发现并在患儿出生后3个月以内开始进行甲状腺激素的替代治疗，大部分患儿的智力及生长发育状况可达同龄孩子的水平。

第14问：地中海贫血是一种贫血吗？

医学上所说的贫血是指人体血液中的红细胞或血红蛋白总量降低的一类疾病。贫血有很多类型，地中海贫血是其中一种，这种病最早是在地中海地区发现的，也因此而命名。

地中海贫血又称珠蛋白生成障碍性贫血，是由一种或几种正常珠蛋白肽链合成障碍（部分或全部缺乏）而引起的遗传性溶血性疾病，种类繁多，临床表现轻重不一。典型表现为皮肤苍白、乏力、易倦、黄疸、肝脾肿大、头颅大、鼻梁凹陷、眼距宽等，患儿多发育迟缓、身材矮小，需要定期输血以保证正常的发育。轻度患者多预后较好，重度患者经积极治疗后症状会有所改善，但也有死亡的风险。

地中海贫血是一种遗传性疾病，我国主要是在广西、广东、海南、四川等省份多见，北方地区少见。据调查，在高发病地区，每一百人中就会有几人携带有此种基因缺陷，因此，如果夫妻双方都是高发病地区者，在婚前及孕前体检时要特别注意做相关检查和咨询。

第15问：泌尿生殖系统的出生缺陷有哪些？

泌尿生殖系统常见的出生缺陷畸形有以下几类：

（1）尿道畸形：有尿道下裂、尿道上裂、重复尿道、尿道缺如等。最常见的尿道下裂是一种以尿道外口位置异常或同时伴有阴茎弯曲为特征的男性泌尿系统出生缺陷畸形。此类畸形是胎儿在发育过程中，尿道闭合受阻而致，一般不影响患儿智力及寿命。

（2）输尿管畸形：包括输尿管不发育、输尿管重复畸形、巨输尿管、输尿管闭锁、腔静脉后输尿管、输尿管异位开口、输尿管膨出。

（3）膀胱畸形：最常见是脐尿管畸形，包括脐尿管瘘和脐尿管囊肿两型；其他还有重复膀胱、膀胱憩室、膀胱外翻等。

（4）阴茎畸形：此类畸形比较多，也比较容易被发现和重视。包括隐匿阴茎、阴茎阴囊转位、阴茎扭转、蹼状阴茎、尿道口旁囊肿、重复阴茎、小阴茎、阴茎下弯等。

（5）睾丸与附睾畸形：隐睾是出生时最常见男性生殖系统畸形，发病率高达3%，其次为睾丸缺如、多睾症、附睾缺如、睾丸附睾分离、输精管缺如、精囊缺如、前列腺囊憩室或囊肿等。

（6）两性畸形：是指患儿性腺或内外生殖器、第二性征具有不同程度的两性特征。对于此类患儿，越早确定其真实性别越好，一般在两三岁内确定最好。确诊后应及时实施相应的外科手术和心理治疗。

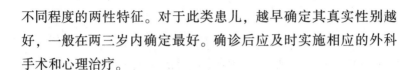

第16问：先天性心脏病是什么病？都有哪些类型呢？

先天性心脏病是指胚胎时期胎儿心脏发育异常导致的出生缺陷，简称先心病。先心病可单独发生，也可作为复杂畸形的一部分。我国先心病的发病率约为1%。最常见的类型有：室间隔缺损、房间隔缺损、动脉导管未闭、法洛四联症等。

（1）房（室）间隔缺损：人体心脏的左右心房之间有一个隔开的组织——房间隔，同样地，左右心室之间有室间隔。如果房间隔/室间隔因某些先天因素缺损了，就会造成房（室）间隔缺损。房间隔缺损占先心病的10%～15%，室间隔缺损占20%～25%。此类患儿的症状和预后，与其缺损程度相关。缺损较小时，患儿一般无明显症状体征，也不影响患儿的生长发育，到学龄期可能出现活动后心悸、呼吸急促，易疲劳和感冒；若缺损较大，患儿多在新生儿期即有明显的临床症状。若及时治疗，此类患儿大多预后良好。

（2）动脉导管未闭：在胎儿时期，主动脉弓降部和肺动脉之间有一根管道相连，即动脉导管。动脉导管在出生后应自然闭合，如未能闭合，则形成了动脉导管未闭，占先心病的5%～10%。此类患儿预后较好，如果未闭导管较小，可不会限制孩子的正常活动。

(3)法洛四联症：这是一种由肺动脉狭窄、室间隔缺损、主动脉骑跨及右心室肥厚四种畸形组成的一组复杂的、严重的先天性心脏血管畸形，是最常见的青紫型先心病。在新生儿期，患儿即出现喂养困难，由于大量未氧合血分流到体循环中，表现为不同程度的缺氧。缺氧对健康影响很大，患儿严重时可能发生晕厥甚至死亡。确诊为法洛四联症后应尽早手术治疗。

◆ **小贴士：透过临床表现了解先心病分类**

(1)宝宝安静和活动后均无面色发绀(青紫)，但有心脏杂音时，通常需警惕非青紫型(无分流型)性心脏病：如室间隔缺损、动脉导管未闭、主动脉缩窄、主动脉瓣狭窄以及肺动脉瓣狭窄、单纯性肺动脉扩张、原发性肺动脉高压等类型。

(2)宝宝活动(如吃奶、哭闹)后出现面色青紫、大汗等情况，安静入睡后正常时，需警惕宝宝患有潜伏青紫型(右向左分流)性心脏病：如房间隔缺损、室间隔缺损、动脉导管未闭、主肺动脉隔缺损，以及主动脉窦动脉瘤破入右心或肺动脉等类型。

(3)宝宝出生后安静及活动后均有面色青紫表现，需警惕青紫型(右向左分流)性心脏病：如完全性大动脉转位、三尖瓣下移畸形、肺动脉闭锁或重度狭窄、法洛四联症、法洛三联症、右心室双出口、永存动脉干等类型。

注意：当怀疑宝宝有心脏问题时请及时就医，给宝宝争取最佳的治疗时间！

第 17 问：先天性心脏病对宝宝有哪些危害？

先心病对宝宝生长发育的各方面影响都很大，家长们必须谨慎对待。主要危害有以下几个方面：

（1）生长发育迟缓：身高、体重、营养状况均低于同年龄组，运动、语言发育亦低于同龄组。

（2）身体素质较差：先心病患儿更容易生病，如反复出现肺部感染等。

（3）有严重心脏缺损的患儿容易发生心力衰竭、呼吸衰竭，甚至导致恶性循环以及危及生命的并发症。

（4）房（室）间隔缺损或动脉导管未闭的患儿可出现严重的肺动脉高压和发绀等症状。肺动脉高压形成后会进一步加重心脏负荷，心肺功能相互影响，持续恶化。

（5）影响智力发育：部分严重的先心病患儿，如青紫性先心病，因长期缺氧，可能影响其大脑的发育，导致智力发育落后。

先心病在婴幼儿期病情进展快，患儿的心脏畸形越复杂、病情越重，其病死率越高，死亡时间越早，这是先心病最严重的危害。不经治疗的复杂型先心病患儿，一岁时病死率约为50%。因此，早发现、早诊断、早治疗是降低先心病自然病死率及手术死亡率、提高手术治疗效果的关键。不同的分型的先心病，手术治疗的最佳时机不同，但总的原则是尽早。

第 18 问：新生儿唇腭裂畸形是怎么回事？

唇腭裂是最常见的新生儿口腔畸形，俗称"兔唇""豁嘴"，发病率约 1：1000，男女之比约 1.5：1。唇腭裂畸形包括单纯唇裂、单纯腭裂、唇裂伴腭裂三种类型。大部分唇腭裂患儿通过手术治疗可以得到不同程度的恢复。早期进行手术治疗可更好地恢复唇部的正常功能和外形，并最大限度地减少瘢痕组织的形成。过晚进行手术对患儿身心发育的影响都较大。严重的唇腭裂可能要经过多次手术治疗。

新生儿唇腭裂的发病因素目前尚不明确，可能包括：①遗传因素。属于基因遗传性疾病，患者直系或旁系亲属中有类似患者。②营养因素。动物实验发现小鼠缺乏维生素 A、维生素 B_2、叶酸、泛酸的等可致腭裂。③感染和损伤。如妊娠初期感染风疹，进行过不全人工流产，或使用不科学的药物堕胎等。④内分泌因素。孕早期小鼠注射地塞米松可致腭裂。⑤药物因素。环磷酰胺、甲氨蝶呤、苯妥英钠、抗组胺药物、沙利度胺、美克洛嗪等可能与唇腭裂畸形相关。⑥其他因素。如各种物理因素，妊娠期母亲接触放射性物质及有毒有害的化学物质等；妊娠期孕妈妈吸烟、饮酒等。

唇腭裂畸形对孩子的影响主要有以下几个方面：①形态影响。患儿唇部有裂隙、鼻子歪；常有颌骨发育障碍，导致开合或反合，以及面中部凹陷畸形，牙列错乱。②功能影响。患儿语言功能障碍，口鼻腔相通，不能关闭，影响发音，有腭裂语音；吸吮功能障碍，患儿腭部裂开，口鼻腔相通，口腔内难以产生负压，导致吮吸无力；口鼻腔相通易引起局部感染，严重者可造成误吸；腭裂造成的肌性损害，使咽鼓管开放能力改变，影响中耳气流平衡，易患分泌性中耳炎，且由于不能有效地形成腭咽闭合，易引起咽鼓管及中耳的感染。③心理影响。随着患儿年龄的增长，对自己外貌更加在意，甚至遭受异样的眼光或者歧视，可导致患儿出现心理障碍。

第19问：新生儿常见的眼部畸形有哪些?

（1）眼睑畸形：

隐眼畸形：又称无睑病。可单眼可为双眼。眼部为皮肤遮盖，无眼睑及睑裂。

先天性睑裂狭小症：特征是睑裂左右径及上下径较正常狭小。

先天性眼睑缺损：上睑和(或)下睑局部或全部缺失。常合并小眼球、角膜皮样瘤、角膜先天性浑浊、虹膜脉络膜缺损、黄斑缺损、头面部异常。

内眦赘皮：遮盖内眦部垂直的半月状皮肤皱褶。

先天性上睑下垂：特征为上睑下垂，无力抬起，为动眼神经核发育不全或提上睑肌力量薄弱所致。

先天性眼睑内翻：多因内眦赘皮的牵拉，体质肥胖而鼻根部发育不饱满所致。

双行睫：特征为正常睫毛后方另发生一行睫毛。

（2）泪器畸形：

先天性泪腺异位：如先天性泪腺脱垂、迷行性泪腺。

先天性泪腺瘘：泪腺开口于皮肤，可能为发育异常或先天性囊肿穿破形成。

（3）泪道畸形：

无泪道：常见于面部发育异常者。

先天性泪囊瘘：瘘道开口于面颊皮肤。

（4）眼眶畸形：

尖头畸形：头颅垂直径过长，横径和前后径过短，眼部特征：眼球突出。

舟状畸形：矢状缝过早愈合。特征：眼球突出、视神经萎缩、外斜视。

双眼距离过远：眼部特征为小眼球、小角膜和视神经萎缩。

先天性小眼球合并眼眶囊肿：胚胎发育异常所致。特征：小眼球。

眼眶脑膜-脑膨出：由颅内结构通过骨缺损疝入眶内引起。胚胎眶骨发育失败的一种先天畸形。

眼眶血管畸形：动脉瘤，静脉曲张，动静脉血管瘘，颈动脉-海绵窦瘘。

（5）角膜畸形：

无角膜；巨大角膜：角膜横径>13 mm、纵径>12 mm；小角膜：角膜直径<9 mm；先天性角膜混浊。可能病因：胚胎发育异常，宫内炎症所致。

（6）晶状体异常：

先天性晶状体异位、脱位，先天性晶状体浑浊（先天性白内障），多由胚胎发育异常所致。

（7）葡萄膜、视网膜畸形：

常见的葡萄膜、视网膜畸形包括葡萄膜缺损、视网膜缺损、黄斑缺损。常因原始视泡内陷与胚裂闭合时发育异常所致。

（8）视神经畸形：

视乳头完全或部分缺损：胚裂闭合异常。视神经乳头直径增大。

第20问：新生儿常见的耳部畸形哪些?

新生儿耳部畸形均为先天性因素导致，常见的耳部畸形有：先天性耳前瘘管、先天性耳郭畸形、先天性外耳道闭锁等。

（1）先天性耳前瘘管：是临床上一种比较常见的外耳畸形，发生率有1.2%。主要表现为耳轮脚前可见一瘘口，平时多无症状，偶有豆渣样或鳞屑状物排出，一旦感染，则局部红肿疼痛明显。需积极行瘘管切开排脓治疗，待局部炎症控制消散后，择期再行瘘管根治性切除术，否则容易反复发作。

（2）先天性耳郭畸形：分为先天性无耳畸形、小耳畸形。常见的先天性小耳畸形按畸形程度，分为三级。第一级表现为仅耳郭形体较小，但各部分尚可分辨，外耳道可见或仅窄小。第二级表现为耳郭正常形态消失，仅见条索状组织，耳道口闭锁。

第三级表现为在耳郭部位仅见零星突起，无耳道，常伴小颌畸形，中耳及面神经畸形。除第一级外，患耳听力都受一定影响。一般在 6 岁左右学龄前矫正治疗，取自身肋骨作为耳郭重建的支架，治疗上要兼顾耳郭形状的矫正和听力的恢复。

（3）先天性外耳道闭锁：可为不同程度的闭锁，完全闭锁者约占 80%，通常单侧闭锁比双侧闭锁多见，患侧的骨膜通常未发育，且常伴有耳郭畸形。

耳部畸形往往伴有长期的听力低下，不利于孩子的语言学习及人际交往，耳郭畸形还会影响患儿的容貌，对孩子心理发育造成较大影响。因此，要及早对耳部畸形进行治疗。

第 21 问：新生儿常见消化系统畸形有哪些?

（1）先天性食管闭锁及气管食管瘘：简称食管闭锁气管瘘，是一种很严重的先天性发育畸形，主要见于早产儿，约 50% 的患儿可能还同时伴有其他畸形如先心病、肛门闭锁、肠旋转不良、肠闭锁等。患儿往往在出生以后发现流口水特别多，口水可以从口腔鼻孔里流出来；喂养困难，容易呛咳；腹部检查可见腹部肿胀很明显，X 线检查或造影、支气管镜可以发现明显的病变部位。确诊后应尽早进行手术治疗。

（2）先天性肥厚性幽门狭窄：较常见的消化系统畸形，因先天发育问题导致胃到十二指肠之间的幽门肌肉层增生肥厚，幽门管口变得明显狭窄，从而引起梗阻。患儿最突出的临床症状就是呕吐，大部分在出生后 3~4 周开始出现非常明显的呕吐，而且呕吐会越来越厉害；检查腹部，可见其腹部明显肿胀；长期呕吐会导致患儿出现消瘦、生长缓慢等营养方面的问题。腹部的幽门超声检查或上消化道钡餐检查，可以及时诊断。手术治疗之前，先要解决好营养不良的问题，可以进行静脉营养支持，也可以鼻空肠管插管喂养。等营养问题改善之后，才可以进行手术治疗。

(3)先天性巨结肠：是新生儿常见的消化道先天性疾病之一。通常来说，如果新生儿出生后 24 小时之内没有排胎便，日后又出现了顽固性排便困难，那么就要高度怀疑先天性巨结肠。先天性巨结肠的患儿大部分都表现为排便困难及便秘，也有30%左右的孩子表现为反复腹泻及肠炎的症状。钡餐检查即可确诊。如果诊断明确，营养状况良好且保守治疗疗效较差的患儿，应该要尽早进行手术治疗。

(4)先天性食管狭窄及短食管：是先天发育异常，食管不同的部位产生狭窄，或者食管比正常的新生儿要短。患儿主要表现为喂养很困难，容易呕吐，一般是进食后数分钟到半个小时之内容易出现比较严重的呕吐，导致营养障碍，从而带来一系列的继发问题。上消化道造影或胃镜检查，可确诊。在喂养方面，患儿只能少量多餐，喂奶以后应该将孩子竖抱半个小时到一个小时，这样可以有效减轻其呕吐的症状，使孩子摄入足够的能量，改善营养状态才有机会进行手术治疗，可进行胃镜下扩张治疗，严重的可能需要外科手术治疗。

(5)贲门失弛缓症：是一种食管动力障碍性疾病，食道和胃相连接的部位，叫贲门。这个地方正常吞食的时候会松弛，食物才能进到胃里面，但是贲门失弛缓症患儿进食后贲门不能松弛，处于紧张状态，因此，食物不能有效地从食道进入胃，导致出现顽固性的呕吐和喂养及吞咽困难；因为食道扩张里充满乳汁，所以很容易出现反流，反流物在食道存留过久，就会导致经呼吸道误吸入，引起明显的呼吸道症状，从而出现反复肺炎或者喘息发作。

(6)先天性肠闭锁：是新生儿肠梗阻中最常见的原因之一，它的发生率仅次于先天性巨结肠。患儿最突出的症状是顽固性呕吐，肠道闭锁的部位越高，呕吐出现的时间就越早，呕吐物中除了乳汁，可能还带有胆汁；低位闭锁呕吐物呈粪便样；而且呕吐呈持续性、反复性，并进行性加重；在排便方面，大部分孩子都没有正常的胎粪排出，多半是排出灰白或灰青色的大便，量少呈黏液样；随着时间的推移，患儿的营养状况迅速恶化，出现消瘦、容易生病、腹胀的明显症状。先天性肠闭锁唯一的治疗办法就是手术治疗。

(7)先天性肠旋转不良：是婴幼儿十二指肠梗阻中常见的原因，常常合并其他消化道畸形，65%左右的患儿在新生儿期起病，部分婴幼儿在儿童期才发病。临床表现症状不典型，以呕吐常见，大部分表现为肠梗阻的症状，可出现肠坏死。先天性肠旋转不良病死率高，要特别的注意，怀疑这类疾病的时候，应该尽快到医院做相应检查以确诊。先天性肠旋转不良引起肠梗阻，一旦确诊，应该进行手术治疗。

第22问：新生儿先天性肾脏畸形有哪些？

新生儿先天性肾脏畸形包括肾数目异常及发育障碍、肾囊性病变、肾位置异常及融合肾、肾集合系统异常，以及肾血管异常五大类。其中双肾不发育、孤立肾、附加肾为第一种异常中常见类型；肾囊性病变中多囊肾及海绵肾多见；马蹄肾是融合肾最常见表现形式；异位肾多见于盆腔，胸腔肾及交叉异位肾也偶有发现；肾盂输尿管交界处狭窄是肾集合系统异常最常见的类型，也是小儿肾积水的常见原因。

第23问：常见的神经系统畸形有哪些？

神经系统畸形主要有神经管畸形、小头畸形、先天性脑积水等。

（1）神经管畸形：神经管是胎儿中枢神经系统的总称。神经管畸形就是胎儿发育过程中神经管闭合障碍导致中枢神经系统没有发育好的一类出生缺陷。如脑膜（脑）膨出、无脑畸形、胼胝体发育不良、第四脑室囊肿畸形等。在我国，每年有8万~10万神经管畸形儿出生，这是一类发病率高且后果严重出生缺陷，是围产期死胎或胎儿出生后夭折的主要原因。神经管畸形的发生可能是人体自身因素及环境因素共同作用的结果，研究表明，叶酸摄入不足可能会导致神经管畸形的发生。

（2）小头畸形：是指新生儿头颅过小的先天性畸形，是胎儿期脑组织发育不正常、脑容量过小所致。患儿头围<32 cm（小于正常儿均值的2~3个标准差）。患儿多存在智力障碍和体格发育落后，有些患儿还合并癫痫和脑瘫。但大多数患儿能活到成年。

（3）先天性脑积水：正常情况下颅内脑脊液是不断产生又被吸收的，并按照一定的路线循环流动，保持动态平衡。若脑脊液循环发生障碍，流动路线中出现了堵塞导致回流吸收障碍或产生过多，脑脊液就会在颅内的蛛网膜下隙中积存，形成脑积水。先天性脑积水的患病率为6‰~9‰。病情严重的患儿常在出生后或出生后几周内死亡，病情较轻者大多可以存活，但如果不及时治疗，随着年龄的增长，其头围会缓慢增大，并出现脑萎缩和智力障碍。先天性脑积水应尽早诊断并及时进行手术治疗。

第24问：什么是新生儿血管瘤？如何护理血管瘤宝宝呢？

说起血管瘤，许多家长都挺担心。血管瘤是新生儿最常见的一种良性肿瘤，是真性血管肿瘤，一般是不会恶化的，是中胚叶的正常血管组织过度增殖所致。血管瘤好发于头、面、颈部，其次为四肢和躯干。由于新生儿血管瘤的部位不同，因此，治疗方法也会有所不同。血管瘤宝宝除了进行医院的治疗之外，日常的护理也非常重要：

（1）患血管瘤的宝宝要勤剪指甲，或者戴好手套，以防孩子不小心将血管瘤抓破，血管瘤一旦出血，一般出血量较多，而且创面不好愈合，更有扩大的风险。

（2）保持血管瘤表面清洁干燥，洗澡、沾水后注意用柔软的纸巾或棉纱布轻轻蘸干，不要来回摩擦，过度摩擦容易使血管瘤破溃。

（3）家里自备一些无菌纱布，以备不时之需，如果血管瘤破溃，要用无菌纱布压迫止血，如果创面比较大，最好去医院请医生进行处理。

（4）早发现、早诊断、早治疗，不给血管瘤破溃的机会，也让家长早放心。

◆ **预防出生缺陷，关注以下因素**

（1）孕妈妈患有以下疾病时，不仅对自身的健康产生较严重的影响，还可能会增加出生缺陷的发生风险：风疹病毒、巨细胞病毒感染，梅毒螺旋体感染，单纯疱疹、带状疱疹病毒感染，流感病毒感染，乙型肝炎病毒感染，弓形虫感染，甲状腺功能低下，妊娠糖尿病，巨幼细胞性贫血，HIV感染等。

（2）一些物理及化学因素可能导致出生缺陷的发生，而且不仅仅会对育龄期女性产生不良影响，对男性也同样会造成不良后果，如导致精子畸形、数目减少、活动力下降，这样的精子受精后就可能形成有缺陷的受精卵，从而导致流产、早产、死产以及出生缺陷。已确定会导致出生缺陷的理化因素有：某些多环芳香碳氢化合物、苯及苯类化合物，铅、汞、镉等重金属，以及有机氯农药，高强度放射线、噪声，高热环境等。

（3）孕期营养状况与出生缺陷的发生也密切相关，因此，为了满足孕期胎儿发育对各种营养素的需求，孕妈妈的饮食要均衡、多样，并有意识地多摄入富含各种维生素、蛋白质、叶酸、钙、铁、碘、锌等超级营养素的食物，并加用相应补充剂。

（4）孕期药物使用不当也会导致出生缺陷，目前已经证明会引起出生缺陷的药物有：反应停（沙利度胺）、某些抗肿瘤药物、己烯雌酚、叶酸拮抗药、非甾体抗炎药、维生素A同质异构体、某些抗生素类药物（如四环素类、氨基苷类、甲硝唑类等）、镇静药、抗癫痫药、抗精神病药等。因此，在孕期尤其是孕早期，孕妈妈一定要慎重用药，如必须用药，则须在专业医生的指导下使用。

更多内容，扫码获取

附　录

附录1　孕期控糖食谱推荐

1. 主食类：主食尽量多样化，粗细粮搭配食用。粗粮可选择糙米、玉米、小麦、荞麦等，自己在家煮饭的时候还可以加入红豆、坚果等使得主食不单一。

2. 蔬菜类：以绿色蔬菜为好，可选择大白菜、菠菜、油菜、油麦菜、芹菜、冬瓜、黄瓜、莴笋、丝瓜、苋菜等。每日摄入新鲜蔬菜 300~500 g。

3. 肉蛋奶豆类：提倡孕妈妈以优质蛋白饮食为宜，如瘦肉、鸡胸肉、鱼虾、鸡蛋、牛奶、豆制品等。孕妈妈每日应保证瘦畜禽肉 50 g，鱼虾类 50 g，每日摄入 1~2 个鸡蛋。

4. 水果类：建议孕妈妈选择低升糖的水果，如橙子、草莓、樱桃、柚子、猕猴桃、石榴、小黄瓜、圣女果等(附表1)。水果建议在两餐中间吃，一日两次，每次 100~150 g，尽量不要餐后食用，不建议将水果榨汁饮用。

最后附上部分水果的含糖量。只要合理搭配，孕妈妈也能吃得香香的哦！

附表1　部分水果含糖量举例

水果含糖量	对应水果
低糖水果 （含糖量<10%）	青瓜、西瓜、橙子、柚子、柠檬、桃子、李子、杏、枇杷、草莓、樱桃等
中糖水果 （含糖量11%~20%）	香蕉、石榴、甜瓜、橘子、苹果、梨、荔枝、杧果等
高糖水果 （含糖量>20%）	红刺、红果、蜜枣、柿饼、葡萄干、杏干、桂圆、果脯等
含糖量超高的水果	糖心苹果、柿子、梨、哈密瓜、葡萄、冬枣、甘蔗、黄桃等

附录2　爱丁堡产后抑郁量表

　　研究证据表明，妊娠期抑郁可能与胎儿生长受限、早产、胎儿及婴幼儿发育障碍有关。所以尽早发现问题是关键。那么，孕妈妈怎样才知道自己的情绪如何呢？目前最广泛使用的产后抑郁筛查量表是爱丁堡产后抑郁量表(附表2)，这个量表对于孕期同样适用。

附表2　爱丁堡产后抑郁量表

要点	描述	从未	偶尔	经常	总是
心境	我能看到事物有趣的一面，并笑得开心	0分	1分	2分	3分
乐趣	我欣然期待未来的一切	0分	1分	2分	3分
自责	当事情出错时，我会不必要地责备自己和担心	0分	1分	2分	3分
焦虑	我无缘无故感到焦虑和担心	0分	1分	2分	3分
恐惧	我无缘无故感到害怕和惊慌	0分	1分	2分	3分
能力	很多事情冲着我来，使我透不过气	0分	1分	2分	3分
失眠	我很不开心，以致失眠	0分	1分	2分	3分
悲伤	我感到难过和悲伤	0分	1分	2分	3分
哭泣	我不开心到哭	0分	1分	2分	3分
自伤	我想过要伤害自己	0分	1分	2分	3分

您此时正在孕期或刚刚分娩，以上 10 种描述，每一种有 4 个选择，请选择最能反映您过去 7 天感受的答案。

量表评分为 9~12 分者，提示可能伴有不同程度的抑郁症状，要加强观察，必要时咨询医生；量表评分为 12 分以上者，提示极有可能为抑郁患者，应立即咨询医生以进一步确诊；自伤一项，未选择 0 分的，或已有自伤、自杀及其他危险行为者，需要立即去精神专科就诊。

附录3 说说疫苗接种的事儿

　　疫苗接种是将疫苗制剂接种到人或动物体内的技术，使受体获得抵抗某一特定或与疫苗相似病原的免疫力，借由免疫系统对外来物的辨认，进行抗体的筛选和制造，以产生对抗该病原或相似病原的抗体，进而使受注射者对该疾病具有较强的抵抗能力。

　　疫苗接种的种类很多，包括乙肝疫苗、卡介苗、脊髓灰质炎糖丸、百白破疫苗等。宝宝出生后要接种哪些疫苗呢？见附表3。

附表3 国家免疫规划疫苗儿童免疫程序表（2021年版）

疾病	疫苗	接种途径	剂量	英文缩写	出生时	1月	2月	3月	4月	5月	6月	8月	9月	18月	2岁	3岁	4岁	5岁	6岁
乙型病毒性肝炎	乙肝疫苗	肌内注射	10或20 μg	HepB	1	2					3								
结核病[1]	卡介苗	皮内注射	0.1 mL	BCG	1														
脊髓灰质炎	脊灰灭活疫苗	肌内注射	0.5 mL	IPV			1	2											
	脊灰减毒活疫苗	口服	1粒或2滴	bOPV					3								4		
百日咳、白喉、破伤风	百白破疫苗	肌内注射	0.5 mL	DTaP				1	2	3				4					
	白破疫苗	肌内注射	0.5 mL	DT															5
麻疹、风疹、流行性腮腺炎	麻腮风疫苗	皮下注射	0.5 mL	MMR								1		2					
流行性乙型脑炎[2]	乙脑减毒活疫苗	皮下注射	0.5 mL	JE-L								1			2				
	乙脑灭活疫苗	肌内注射	0.5 mL	JE-I								1,2			3				4
流行性脑脊髓膜炎	A群流脑多糖疫苗	皮下注射	0.5 mL	MPSV-A							1		2						
	A群C群流脑多糖疫苗	皮下注射	0.5 mL	MPSV-AC												3			4
甲型病毒性肝炎[3]	甲肝减毒活疫苗	皮下注射	0.5 mL 或 1.0 mL	HepA-L										1					
	甲肝灭活疫苗	肌内注射	0.5 mL	HepA-I										1	2				

注：1. 主要指结核性脑膜炎、粟粒性肺结核。2. 选择乙脑减毒活疫苗接种时，采用两剂次接种程序。选择乙脑灭活疫苗接种时，采用四剂次接种程序；乙脑灭活疫苗第1,2剂间隔7～10天。3. 选择甲肝减毒活疫苗接种时，采用一剂次接种程序。选择甲肝灭活疫苗接种时，采用两剂次接种程序。

图书在版编目（CIP）数据

孕妈妈的心愿：生出个好宝宝 / 何学华，周萍主编.
—长沙：中南大学出版社，2022.10
　ISBN 978-7-5487-4782-6

　Ⅰ．①孕… Ⅱ．①何… ②周… Ⅲ．①妊娠期－妇幼
保健－问题解答 Ⅳ．①R715.3-44

　中国版本图书馆 CIP 数据核字（2022）第 004855 号

孕妈妈的心愿——生出个好宝宝
YUNMAMA DE XINYUAN——SHENGCHU GE HAOBAOBAO

何学华　周萍　主编

□出 版 人	吴湘华	
□责任编辑	陈　娜	
□责任印制	李月腾	
□出版发行	中南大学出版社	
	社址：长沙市麓山南路	邮编：410083
	发行科电话：0731-88876770	传真：0731-88710482
□印　　装	长沙雅鑫印务有限公司	

□开　　本	880 mm×1230 mm 1/32 □印张 5.75 □字数 126 千字	
□互联网+图书	二维码内容　字数 2 千字	
□版　　次	2022 年 10 月第 1 版 □印次 2022 年 10 月第 1 次印刷	
□书　　号	ISBN 978-7-5487-4782-6	
□定　　价	38.00 元	